# 流传百年的小偏方

## 健康烦恼一扫光

王和平
常　宇　编著

中国纺织出版社

**图书在版编目（CIP）数据**

流传百年的小偏方／王和平，常宇编著．—北京；中国纺织出版社，2014.9（2024.1重印）

ISBN 978－7－5064－8843－3

Ⅰ.①流…　Ⅱ.①王…②常…　Ⅲ.①土方—汇编　Ⅳ.①R289.2

中国版本图书馆CIP数据核字(2014)第125764号

本书参编人员:常　英　孙　超　王宝凯　潘　茜　王　毅　王　蕾

责任编辑:樊雅莉　　责任设计:品欣排版　　责任印制:储志伟

中国纺织出版社出版发行

地址:北京市朝阳区百子湾东里A407号楼　邮政编码:100124

销售电话:010—87155894　传真:010—87155801

http://www.c-textilep.com

E-mail:faxing@c-textilep.com

官方微博　http://weibo.com/2119887771

金世嘉元（唐山）印务有限公司　　各地新华书店经销

2014年9月第1版　　2024年1月第7次印刷

开本:710×1000　1/16　印张:17

字数:143千字　定价:49.80元

# 前言

中国人对中医药有一种天生的亲和感，这种感觉来自中医药悠久的历史传承。相传5000多年前，人们还处在茹毛饮血、刀耕火种的生存状态中，生老病死完全听凭自然的选择。而一位氏族首领——神农的出现改变了这种状况，他以超凡的勇气和智慧，品尝各种草木，鉴别其性味，确定其功效，成为中药发展的伟大先驱者。这就是传颂千古的“神农尝百草”的故事。也许有人说这不过是个传说罢了。但是从某种意义来说，远古的传说反映的是一个民族的原始记忆，这种原始记忆既是表达对先祖的一种缅怀，也是对原始生产生活的一种记录。事实上，直至今日很多老中医仍然保留着口尝中药材以鉴定其品质的方法。经过千百年的发展和总结，逐渐形成和完善了中药的知识体系，成为中国人世世代代用以防病治病的重要方式。所以说，人们选择中医药不仅是对其疗效的认同，更有内心深处隐隐的历史积淀的情愫。

我生长在三秦大地的一个山村中，记忆中乡里有一位世代行医

的郎中，经常看见他背个药篓，手拿镰刀，进山里采摘各种草木，回到家中用各种石碾、石臼研磨成药材，放入大大小小的陶罐中。附近十里八乡的人有个病痛都找这位郎中看病，他便从药罐中抓取一把草药用纸包上，给来人带回去吃。这是我对中医药最早的一点认识，当时对这些草药颇有些神秘感。自从大学考入医学院校系统学习了中医药知识，到如今从事中医药行业已20多个年头了。儿时对中药的神秘感逐渐退去，内心中更多地充满对中医药所蕴含的生命智慧的敬仰和赞叹。在学习中知道中医药发展的历史源流，由最早的单味中药治病，到后来随着医学理论的丰富和医疗经验的积累，古代中医将多种药物搭配使用，提高了治疗效果，由此逐渐形成一个中医药的分支学科——方剂学。但是方剂的应用毕竟需要专业的学习和培养，并不是一般人就能够掌握应用的，古人也认识到了这一点。于是有人专门注意收集简单有效的药方，汇辑成书，这类书中所记载的药方的实用性和针对性极强，注重治病的效果，而不做过多的医理的阐释，一般人都可以按书中的药方使用。例如，晋代葛洪所著《肘后备急方》就是为了人们在日常生活中急救病症提供的简单有效的药方，在一定程度上也起到了普及医疗知识的作用。后来人们给这种简单有效、方便易用的药方起了一个更接地气儿的名字——“小偏方”，顾名思义，就是不同于医生开具的大药方，也不需要高深的医学理论知识，只要选择安全、对症、有效的一两味或三五味常用中药（或食材）即可自我调理一些常见的小病小痛。千百年来人们不断探索各种各样的小偏方，并在实际应用中

删繁就简，积累了蔚为可观的小偏方。我根据这些年的工作中查阅、参学、采访所得，选取百余个对症实用的小偏方编就本书，希望给广大读者朋友的健康生活带来帮助，同时也为传统中医药继续发挥养生保健的作用做一点事情。

编者

2014年8月

# 目录

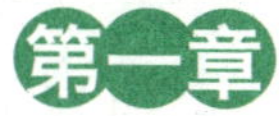


## 巧用简单小偏方，疼痛烦恼跑光光



## 第二章　全身上下不舒服，身边偏方来相助

## 第三章　面子问题无小事，皮肤病方效果好

## 第四章 宝宝生病您别烦，小方有效又安全



## 第五章 常见妇产科疾病，用对偏方就有效

## 第六章 身体虚弱亚健康，偏方也能帮上忙

# 第一章

## 巧用简单小偏方，疼痛烦恼跑光光

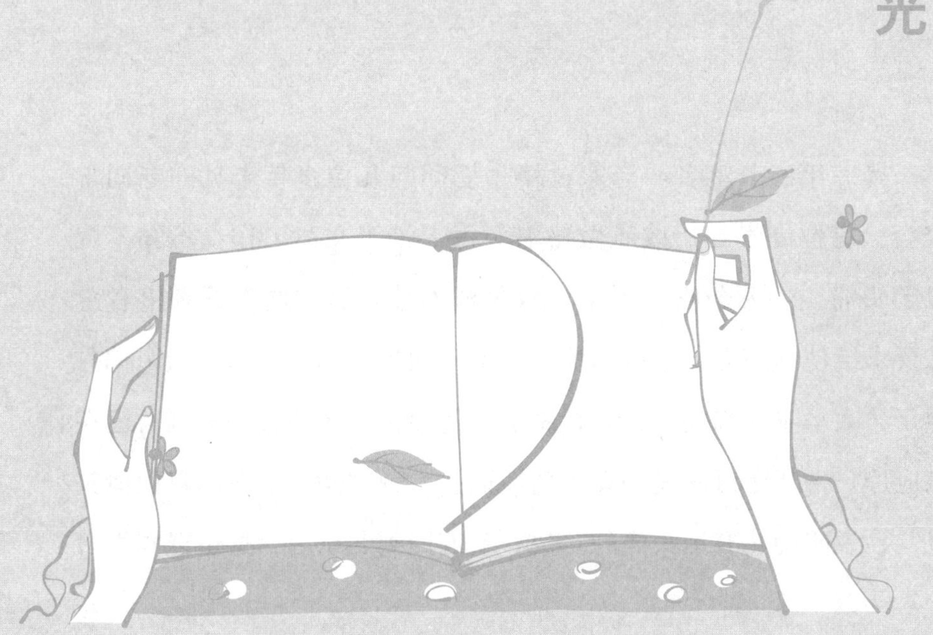

# 头痛

## ——头痛不已身难安，菊花明目解头痛

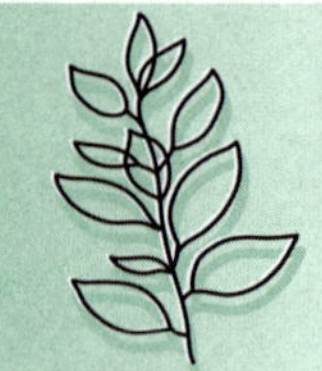

### 小偏方

1. 菊花、薄荷、紫苏、甘草各 10 克，绿茶叶适量。一同放入大杯中，加入开水冲泡 5 ～ 10 分钟，每日代茶饮用。
2. 生萝卜 1 个（以白萝卜、心里美萝卜为宜），将萝卜切碎捣汁，取少许注入鼻孔，左侧头痛滴右鼻孔，右侧头痛滴左鼻孔。
3. 大蒜适量，捣碎，绞取汁，滴入鼻腔 2 ～ 3 滴，每日 2 次，连滴 2 ～ 3 天即可见效。

有一年春节笔者回老家过年，期间与几位多年未见的老同学聚会，有位同学在市政府做秘书，每天忙于文案工作，不知不觉患上头痛，中西药吃了不少，效果却不佳。这位同学看到笔者急忙要求给他开药方。笔者给他介绍了上面提到的菊花茶，这个偏方源于《太平惠民和剂局方》，做了一些简化，更适合一般人自己在家应用。古代中医写过一篇《药性赋》，说“闻之菊花明目而清头风”，说明菊花有治头痛的功效。笔者回到北京后，这位老同学打

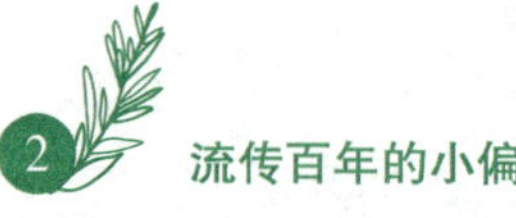

来电话，说那个小方还真管用，头痛症状好多了。

头痛是一个症状群，可以由多种疾病引起。患者自觉头部包括前额、额颞、顶枕等部位疼痛，是头痛最明确的特征。因此，不论对病人本身或其家属还是对医护人员来说，首要的任务是尽量设法及早明确引起头痛症状的病因，特别要区别那些会危及生命的严重疾病所引起的恶性头痛，与一些无生命危险的病因导致的良性头痛。

近年来头痛发病率呈上升趋势，尤其偏头痛，一般人群发病率达5%。流行病学调查表明，我国头痛患病率为985.2／10万，30岁以下人群发病率呈逐年增长趋势，男女患病率之比约为1∶4。相当数量的病人尤其久治不愈者，往往求治于中医。

中医认为，头痛按部位不同可以分为全头痛或偏头痛（即某一部位的头痛，如前额痛、侧面头痛、后脑勺痛等），以偏头痛居多；按头痛的性质分，有掣痛、跳痛、灼痛、胀痛、重痛、头痛如裂或空痛、隐痛、昏痛等；按头痛发病方式分，有突然发作，有缓慢而病；按疼痛时间不同，有持续疼痛，痛无休止，有痛势绵绵，时作时止。头痛根据病因，还有相应的伴发症状。

上面提到的第1个偏方菊花茶，除了用菊花清利头目，还配合其他中药以增强疗效。例如，薄荷轻扬升浮、芳香通窍，能够疏散上焦风热，清头目，治头痛；紫苏辛散性温，发汗解表散寒之力较为缓和，《滇南本草》记载紫苏可“发汗，解伤风头痛”；而甘草性味甘温，可以调和诸药，还能缓急止痛。

另外，民间流传的简便方法，如第2个小偏方用生萝卜汁滴鼻孔，第3个小偏方用大蒜汁滴鼻。因为生萝卜、大蒜都有辛散通窍的作用，取其汁液滴鼻可起到止头痛的效果。

**用于头痛的其他偏方**

1. 梳摩痛点：将双手的十个指尖，放在头部最痛的地方，像梳头那样进行轻度的快速按摩，每次梳摩100个来回，每天早、中、晚饭前各做1次，便可达到止痛的目的。

2. 揉太阳穴：每天清晨醒来后和晚上临睡以前，用双手中指按太阳穴转圈揉动，先顺时针方向揉7～8圈，再逆时针方向揉7～8圈，这样反复几次，连续数日，偏头痛可以大为减轻。

**医师提示**

## 头痛的预防与调养

头痛的预防在于针对病因，如避免感受外邪，勿情志过激，慎劳倦，忌过食肥甘等，以免引发头痛。头痛的急性发作期，应适当休息，不宜食用炸烤辛辣的厚味食品，以防生热助火，有碍治疗，同时限制烟酒。若患者精神紧张，情绪波动，可疏导劝慰以稳定情绪，适当保证环境安静，有助缓解头痛。

# 牙痛

## ——牙疼起来真要命，石膏白酒显奇功

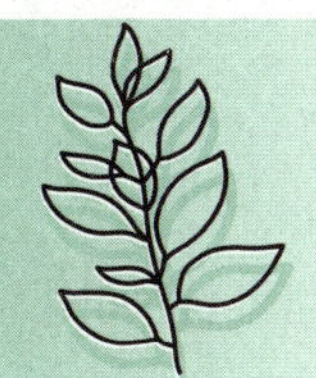

### 小偏方 1

生石膏 500 克，粳米 100 克。

生石膏用水浸泡 30 分钟后，加 1000 毫升水煎 15 分钟，用煎好的石膏水加粳米 100 克熬成粥食用。

此方适用于因上火引起的牙痛，牙龈红肿。

笔者刚参加工作不久，一次到女友家去做客。正巧赶上女友的哥哥牙痛，半张脸都肿起来了，牙龈部红肿十分明显。他去医院做了检查，排除了病毒感染。已经打了两天点滴，并服用抗生素、维生素等，但疼痛并没有明显好转。

俗话说“牙疼不是病，疼起来真要命”。笔者看到他的情况，当即想起了中医名方——白虎汤（药用石膏、粳米、知母、甘草）。可是笔者女友的哥哥一直对中医有成见，不相信中医，根本就不愿意喝中药。笔者心中想着，要是能把她哥哥的牙痛治好了，

那笔者岂不是在未来的大舅哥面前获得加分？可是他哥哥不信中医，针灸、汤药都不能用。笔者当下就犯难了，突然脑中灵光一闪，就用石膏和粳米。随即去药店买了500克生石膏，让女友用生石膏煎了一大碗水，然后用这碗水加了一把粳米，给她哥哥熬了一碗粥。她哥哥将信将疑地喝完了这碗粥。笔者对他说还得配合穴位刺激，见效才快。他以为笔者要给他扎针，死活都不让。笔者遂让他自己操作，用拇指和食指捏两眉头中间稍靠下的部位，要用大力将皮肤捏起，以能耐受为度。他捏了几下之后，当下就觉得牙痛好像有所缓解，笔者便嘱咐他，持续捏1分钟。到了当天晚上，他的牙痛就缓解了很多，他高兴地说："小伙子行啊，还真有两下子。"

笔者赶紧趁热打铁，给他开了剂白虎汤，让他喝了。第二天，他的脸肿就消了好多。说心里话，笔者当时也没想到有这么神奇的效果，而且是在一个不信中医的人身上。

中医理论认为，牙痛是因为风火邪毒侵犯，伤及牙体及牙龈，邪聚不散，气血滞留不通，瘀阻脉络而发病。从经络角度而言，手阳明经、足阳明经分别循行于下齿、上齿，大肠、胃腑积热或风邪外袭经络，郁于阳明化火，火邪循经上扰就会发生牙痛。肾主骨，齿为骨之余，肾阴不足，虚火上炎也可引起牙痛。也有因过食甘酸之物，口齿不洁，垢秽蚀齿而作痛者。石膏性大寒，可清胃热、泻实火、除烦渴，故善治气分实热、胃火牙痛。

## 小偏方 2

高浓度白酒或 95% 酒精适量。

用棉球蘸高浓度白酒或 95% 酒精适量，塞入外耳道中，使其与周围皮肤密切接触。若棉球已干，可再滴些白酒，一般只塞患侧外耳道，两侧疼痛也可塞双侧，经过 3 ～ 5 分钟，疼痛可自止。

此方适用于牙龈红肿疼痛。

笔者有一次在外地出差，恰好有一个朋友在那个城市，笔者去他家做客。发现自从进他家，就没见他爱人怎么出来过，笔者寻思是不是不欢迎笔者。于是笔者就和这朋友说，是不是笔者今天来家不方便啊，看您爱人不是很高兴啊。他说："哎，都是牙痛给折腾的，好几天了，药也吃了，可就是不见好啊。"笔者问他家中有医用酒精没，他说没有，笔者又问，那白酒总该有吧，他说有，笔者说赶紧拿去。他疑惑地看着笔者，笔者说，赶紧拿就是了，度数越高越好，肯定给你一个惊喜。

也许你觉得用白酒塞耳道治疗牙痛有些不可思议，实际上是很有道理的。中医理论认为，足阳明胃经入上齿中之后，行于耳前。很多年纪稍长的人都知道，牙痛多是因为胃火所致，所以民间也就广泛流传着，喝生石膏水可以止牙痛。在耳道中塞入酒精棉球就等于在给胃经"泻火"，所以，能止牙痛就不足为奇了。

### 用于牙痛的其他偏方

1. 按摩止牙痛：取两眉头连线中点和两内眼角连线中点的连线。用拇指和食指用力捏起此部位皮肤，以能耐受为度，适用于所有类型的牙痛。

2. 甲硝唑片漱口：甲硝唑 2 片溶于水，漱口，适用于牙龈红肿疼痛。

# 胃痛

## ——指压、艾灸特定穴，缓解胃痛真有效

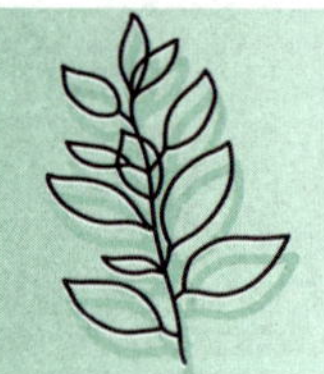

### 小偏方

指压配合艾灸，取穴脾俞、胃俞、中脘。

取背部脊柱两侧的脾俞和胃俞，胃痛的病人往往在这两个穴位局部有硬结，用双手拇指按揉，将硬结揉开（一般需要15分钟左右）；取腹部的中脘穴，单指按揉10～15分钟；用艾条在上述3个穴位温和灸15分钟。

笔者有一位学中医的同事，给笔者讲了这样一件事：她的老公人到中年，胃一直不好，吃得不合适或天气一凉就容易出现胃痛，做过多次胃镜，提示慢性浅表性胃炎，培养未见幽门螺杆菌。尽管平时非常注意养生，但有一天夜里，她还是被身边老公的呻吟声惊醒了。一问，果然是胃痛发作。她赶紧起来，又是灌热水袋，又是冲姜茶，可效果甚微。眼看着天亮了，她开始着急了，想着别是什么其他疾病引起的疼痛吧？赶紧给某医院外科的同学打了个电话，该同学建议她带着老公来医院看看。到了医院，该同学摸了摸病人的肚子，说是诊断什么不好说，开了一堆化验单，包括验血，做B超

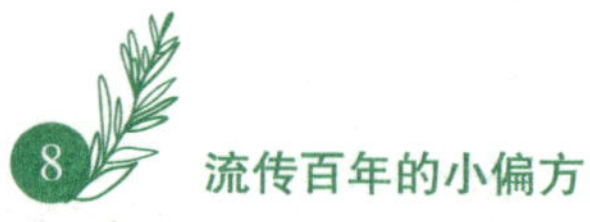

等，折腾了一个上午，排除了若干疾病，但诊断还是不明，说估计还是胃肠痉挛引起的。看着老公难受的样子，我这个同事真有点儿急了。她忽然想到曾经认识的一位针灸科大夫好像说过胃痛的时候，按摩方法很好用，就赶紧咨询这位大夫，大夫说如果排除器质性病变引起的疼痛，建议按压背部的脾俞和胃俞穴，而且说病人疼得很厉害的时候，这两个穴位局部会有硬结，按压起来病人也会觉得痛。我的同事立刻按方抓药，结果按压了10分钟左右，疼痛明显缓解了。看着老公终于放松下来、沉沉睡去，我的同事松了一口气，从此对按摩疗法另眼相看并潜心研究。后来她又根据她老公胃痛多因受凉引起的特点，配合艾灸，并加上了中脘穴，结果屡试屡验。

胃痛是临床非常常见的一种症状，可以由很多疾病引起，最常见的原因是胃肠痉挛。所谓胃肠痉挛，就是由于胃肠附近的肌肉因为某种因素如受凉、紧张发生急剧的挛缩，牵拉腹膜或压迫神经而引起的疼痛。这种疼痛程度往往比较剧烈，患者会有出冷汗、面色苍白等症状，呈现抱着肚子、弯腰屈膝的保护性体位。胃肠痉挛的原因很多，排除器质性病变引起者治疗以缓解疼痛为主。所谓的器质性病变，就是有明确的病因，如胃溃疡引起的胃痛。如果属于这种情况，需要针对原始病因进行治疗才能彻底缓解疼痛。而像上文所说的患者，就是排除器质性病变而出现的胃痛，这种情况以解除胃肠痉挛、止痛为治疗原则，而通过穴位按压和艾灸止痛正是中医的强项所在。

中医认为胃痛主要与脾、胃有关，病位在胃，而及于脾，常见的原因有寒邪客胃、饮食伤胃、肝气犯胃、脾胃虚弱等。简单一些说，就是大家平时所说的受凉、吃得不合适、情绪不良（如生气，即“气得胃痛”）和胃肠本身就不好（一般有家族史，即家中其他亲人也有类似疾病）。中医认为脾胃以通降为顺，上述种种原因最终都会引起脾胃之气运行不通畅，“不通则痛”，所以表现为疼痛。由于脾胃的气机不通畅，所以有的胃痛病人在脾胃之气输注于背部的脾俞穴与胃俞穴会出现硬结，也会出现明显的压痛点。按揉脾俞和胃俞两个穴位可以疏通运行不畅的脾胃之气，加上位于胃部周围的中脘穴（中脘穴也是胃气汇聚于腹部的穴位），更增强了疏通的力量，所以按压上述3个穴位十几分钟就会出现明显的疗效。如果胃痛由于受凉的原因引起，还可以艾灸这3个穴位，收效更明显。据笔者观察，如果属于受寒引起的不是很严重的胃痛，单纯按压中脘穴就能止痛。

## 用于功能性胃痛的其他偏方

1. 干姜3克，研末，米汤送服，适用于受寒引起的胃痛。

2. 栀子10克，元胡5克，桃仁5克，姜黄5克，上药烘干，共研为细末，用白酒调成膏，敷中脘穴，适用于情绪不良引发的胃痛。

3. 大蒜1瓣，捣烂后敷足底涌泉穴，用于一般胃痛。

4. 莱菔子（萝卜子）50克，水煎15～20分钟后服，用于伤食（吃得不合适）引起的胃痛。

医师提示

## 脾俞、胃俞、中脘的取穴方法

● 中脘：位于腹部，在神阙（肚脐）与左右两侧肋骨在胸前交会点连线的中点处。

● 脾俞：位于背部，在第11胸椎棘突下，旁开1.5寸（背部两个肩胛骨的下缘对着第7胸椎棘突，由此向下数4个胸椎棘突，往旁边1.5个拇指指间宽度）。

● 胃俞：位于背部，在第12胸椎棘突下，旁开1.5寸（脾俞往下数1个胸椎棘突，往旁边1.5个拇指指间宽度）。

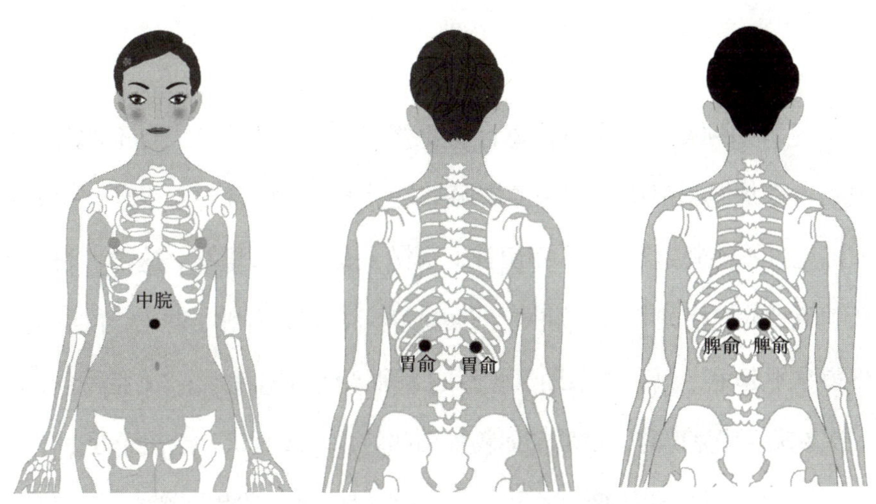


中脘、胃俞、脾俞示意图

# 关节炎疼痛

## ——关节疼痛真难受，茜草白酒加面粉

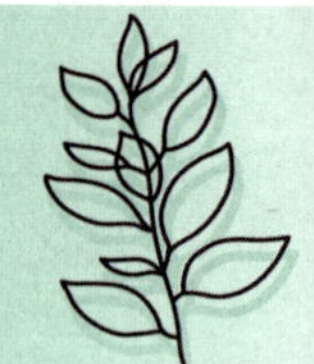

### 小偏方 1

茜草 30 ~ 50 克，面粉适量，白酒适量。
将茜草捣碎，加酒和面粉调成糊状，涂在疼痛的部位。
此方适用于关节炎引起的疼痛。

笔者初到医院工作时，每日需要整理大量的病历，当时不像现在有电脑，都是电子病历，那时的病历都是手写的，而且要求很高，每页修改的地方不能超过3处，一不留神，写错了就得整页重写。这样，没过多久，笔者的拇指关节和食指关节便吃不消了，眼看着肿了起来，红红的，疼得拿不起笔，只有去求助于骨科的老师。他给笔者开了300克茜草，让一次取30 ~ 50克捣碎，然后加面粉和酒和匀，调成糊状，涂在痛处。

开始笔者还不以为然，心里想不知有没有效果。没想到涂了一次之后，红肿马上就减轻了，最主要的是疼痛减轻了很多，拿笔什么的都没有问题。

关节炎泛指发生在人体关节及其周围组织的炎性病变，表现为

关节部位的红、肿、热、痛、功能障碍，严重者可导致关节畸形，影响生活质量。关节炎的病因很复杂，主要与炎症、自身免疫反应、感染、代谢紊乱、创伤、退行性病变等因素有关。关节炎是风湿病最常见的表现之一，但有关节炎不一定有风湿病，而且风湿病患者并不一定出现关节炎症状，这个概念必须要明确。

那么，关节炎引起的疼痛为什么用茜草有效呢?

笔者通过查找资料，发现关于茜草的最早记载是在《神农本草经》里，该书认为茜草“主风寒湿痹”。现代药理学研究发现，茜草所含的有效成分有升高白细胞数量的作用，对金黄色葡萄球菌和部分皮肤真菌有一定的抑制作用。大家都知道，白细胞是人体健康的卫士，能够有效抑制炎症反应，而金黄色葡萄球菌则是引起炎症反应的常见细菌之一。白酒有活血通络的作用，可以帮助茜草的有效成分尽快被机体吸收，所以上述小偏方看似貌不惊人，对关节炎引起的疼痛却有非常好的止痛效果。

## 小偏方 2

樱桃 20 颗，直接食用。
此方适用于关节炎或痛风引起的关节肿痛。

说樱桃能缓解关节炎疼痛，你肯定很惊讶，认为不可思议吧。那么，笔者来告诉你，这是事实。樱桃不但能缓解关节炎引起的疼痛，而且效果还不错。有研究发现，樱桃中含有青花素，青花素可以有效抑制炎症的发生。研究还发现，樱桃中还含有花色素、维生素E、铁等，这些都是很好的抗氧化剂，它们可以促进血液循环，加速尿酸的排泄，缓解关节炎和痛风引起的关节疼痛及关节不适。长期坐办公室以及伏案工作、活动较少者，容易出现颈肩部不适、头痛、肌肉酸痛等，这些人多吃樱桃也有一定的益处。

樱桃是应季水果，你也许会有疑虑，是不是只能在产樱桃的季节才能吃到樱桃，在其他季节是不是关节炎疼痛发作了，就没办法了。笔者再告诉你一个小秘方，用樱桃制成樱桃酒，这样就可以在一年四季都不用发愁了。在樱桃丰收的时节，可以多买一些樱桃回来，用低酒精度数的酿造酒（低于40度）浸泡1周后取酒液，在阴凉干燥的地方保存。一定要密封严实，密封严实的话一般可以保存一年，每次取20毫升左右饮用即可。为了避免反复开盖影响樱桃酒的保存时间，可以在保存的时候，将泡好的樱桃酒分装在小瓶子当中保存或者每次取一二百毫升装在另外一个瓶子中，这样就可以减少反复开盖的次数，延长保存的时间。在服用的时候，如果疼痛较重的话，可以早晚各服用1次；若疼痛较轻或预防性服用的话，每天晚上服用1次即可。

## 用于关节炎疼痛的其他偏方

芋头姜汁：鲜芋头1份，生姜汁1/3份，面粉1份，蜂蜜少许。

方法：将新鲜芋头去皮捣成糊状，加入生姜汁、面粉混合均匀后，加入蜂蜜少许调成糊状，摊于保鲜膜或塑料袋上，厚约2毫米，外敷于疼痛关节周围，用绷带包扎固定，上下端要扎紧，以防药物外溢。冬季每3天换药1次，夏季1~2天换药1次，如果药糊干了要及时更换，保持湿润状态才有效果。

# 类风湿疼痛

## ——类风湿性关节炎，巧用白酒威灵仙

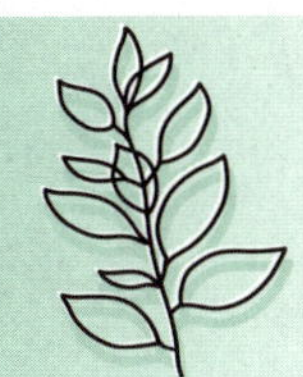

### 小偏方

威灵仙500克，白酒1500毫升。

威灵仙加入白酒中，隔水炖30分钟，过滤弃渣即可。每次饮用20毫升左右，每日3~4次。

此方适用于类风湿关节炎引起的疼痛，关节变形。

说起威灵仙这味中药，有一个著名的传说。从前，在江南一座大山上有座古寺，叫威灵寺。寺里有个老和尚，以治疗风湿痹病（即现代医学所说的类风湿关节炎）而出名。老和尚治病时，总是先焚香念咒，再将香灰倒在一碗水里，让病人喝。说来也怪，病人喝下香灰水，病痛就好了。老和尚说，这是佛祖施法相救的。因此，他不但得到了不少香火钱，还取得了人们的信任。远近的人都知道威灵寺的佛祖有求必应，老和尚是“赛神仙”。

其实，老和尚给病人喝的不是香灰水，而是一种专治风湿痹痛

的中药，老和尚每天让寺里的小和尚在密室里煎这种药。这个小和尚每天除了煎药外，还得烧火做饭，打扫院子，伺候老和尚，但老和尚还经常打骂他。小和尚有气难出，便想了一个捉弄老和尚的办法。在煎药时，故意换了根本不能治病的野草。

一天，有个患类风湿的樵夫前来求药，可是喝了香灰水毫不见效。老和尚一看，急得浑身冒汗，生怕当场出丑，便对猎人说："你身上准不干净，冒犯了佛祖。去吧，佛祖不想救你！"当樵夫走出大殿时，小和尚端着一碗药汤从后门追上去说："佛祖不灵，吃我的药吧！"樵夫喝下汤药，疼痛果然有所缓解，于是连声感谢。从此，老和尚的香灰水再也不能治病了，可求小和尚治病的人却越来越多。人们都说，威灵寺前门的香灰水不治病，后门小和尚的药汤倒能治病。

再后来，这个小和尚成了威灵寺的主持。他便向远近的村民传授治疗风湿痹痛的方法，并教人们广泛种植这种专治风湿痹痛的草药。凡是到威灵寺求医的人，小和尚都分文不取。由于这种草药出自威灵寺，治病又像仙草一样灵验，人们为了纪念小和尚，就管这种草药叫"威灵仙"。

类风湿关节炎与风湿性关节炎不同，是一种病因不明、慢性、以炎性滑膜炎为主要病变的疾病。其特征是小关节的多发性、对称性、侵袭性炎症，常发于手、足部，也可发于其他关节部位，经常伴有关节外器官受累及血清类风湿因子阳性，可以导致关节畸形及功能丧失。

威灵仙味辛、咸，性温，能够祛风湿、通络止痛。特点是辛散温通，性猛善走，能通行十二经脉，既能祛风湿，又能通络止痛，是中医治疗风湿痹痛的要药。现代研究发现，威灵仙水煎剂能够提高小鼠的痛阈，有一定的镇痛作用，并有多例研究报道其能镇痛、抑制细菌繁殖、抗真菌。

### 用于类风湿关节疼痛的其他偏方

1. 血三七泡酒消风湿痛：血三七 300 克，白酒 500 毫升。将血三七泡于白酒中，密封后置于阴凉处保存，一周后可以饮用。每次可饮用 30~50 克，每天 1~2 次，连服一周后需休息两三天。适用于类风湿关节炎关节疼痛及拘急。

2. 金边兰外敷祛风湿：将新鲜的金边兰叶片去皮，然后用叶肉涂擦患处，擦湿的皮肤马上会出现突起的小颗粒，会伴有瘙痒。经多次擦拭，小颗粒可自行消失，小颗粒消失后类风湿关节炎引起的疼痛就可以明显缓解。

# 骨质增生疼痛

## ——骨质增生勿小觑，补钙米醋骨碎补

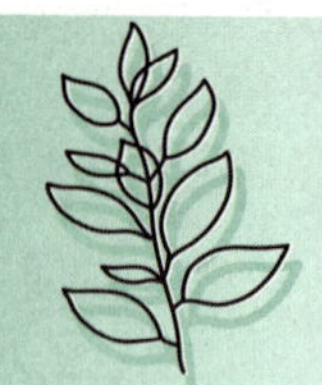

### 小偏方

骨碎补 50 克，米醋 10 毫升。

将骨碎补切碎，炒热，用米醋调为糊状，用纱布敷贴于痛处，每次贴 3 小时以上。

此方适用于骨质增生引起的疼痛。

笔者有一表哥，患有膝关节骨质增生，经常反复疼痛，多方医治虽有好转，但稍微劳累或受凉后，总会复发或加重，生活很受影响。有一年他去云南旅游，途中疼痛剧烈，只得停留下来，借宿在当地的一户苗族家庭。家中的苗家老者得知笔者表哥的病情后，便让他的孙子在山中去采了几把骨碎补。等药采回来后，老者把药切碎，在锅里炒热了，然后用醋和成面糊状，敷在笔者表哥的膝盖处，外盖毛巾。半小时后，笔者表哥明显感觉到疼痛减轻了，3小时后疼痛基本就消失了，随即又敷了1次。第二天起床后，下地行走基本上不受影响了。表哥谢别这家苗族人后，就继续他的旅程了，结

果直到旅游结束回来都没有再出现疼痛。

旅行回来之后，表哥又去药店买了些骨碎补，依照苗家老者的方法敷了3次，之后疼痛再没有复发。后来，有一位亲戚患了腰肌劳损，也没有管是否对症，只知道是疼痛，便向表哥讨教这个方子。表哥心里想着，反正是外敷，也敷不坏，就当试验了。没想到，敷完之后疼痛还真的减轻了。

骨质增生症又称为增生性骨关节炎，是由于构成关节的软骨、椎间盘、韧带等软组织变性、退化，关节边缘出现骨刺、滑膜肥厚等变化，进而出现骨破坏，引起继发性的骨质增生，导致关节变形，当受到异常负荷时，便会引起关节疼痛、活动受限等。

骨碎补，顾名思义，就是骨头碎了，都能补好，是很常用的一味跌打损伤药。《开宝本草》记载其“主破血，止血，补伤折”。现代中药学研究发现其含有柚皮苷、骨碎补双氢黄酮苷、骨碎补酸等成分，这些成分有明显的镇痛作用，可以改善软骨细胞生长，延缓骨细胞的退行性病变，促进骨骼对钙的吸收，提高血钙和血磷水平，有利于骨折的愈合。此外，骨碎补的水煎液还有降血脂和抗动脉硬化的作用。取骨碎补10克，水煎后服用，可以有效预防血清胆固醇、甘油三酯升高，并可以防止主动脉粥样硬化斑块形成。

**注意**

骨碎补醋调外用，以鲜品作用较好。米醋最好是选用陈年米醋，时间越久越好，如果没有米醋也可以用其他粮食醋代替。炒热或水煎骨碎补时，需用砂锅，不可用金属锅。

## 用于骨质增生疼痛的其他偏方

1. 威灵仙50～100克，放入2000～2500毫升的清水中，煮沸30分钟，待药液温度适宜，加入陈醋50ml，浸泡或湿敷患部1小时。每日1次，连用7～10天。也可取威灵仙200克，煎汁300毫升，熏洗患处，每次半小时，每日1～2次，连用15天。适用于骨质增生引起的疼痛，跟骨骨刺引起的疼痛，足跟痛。

2. 食盐热敷方：将适量食盐炒热，每晚临睡前敷在患处，每次30分钟。适用于骨质增生引起的疼痛，或风湿痹痛。

3. 红花醋：红花50克，米醋500毫升。将红花浸入米醋中，浸泡1周后，便可用米醋来涂擦患部，如果疼痛严重，可将红花剂量加到80克，多擦几次效果更佳。适用于骨质增生、骨刺引起的疼痛。

4. 陈醋川芎：川芎末6~9克，老陈醋适量，药用凡士林少许。将川芎末加老陈醋调成糊状，然后混入少许药用凡士林调匀。将配好的药膏涂抹在骨质增生的部位，涂好后盖上一层保鲜膜，再贴上纱布，最后用宽医用胶布将纱布四周封闭好。2天换药1次，10次为1个疗程。

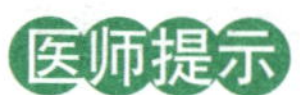


## 骨质增生患者日常注意

骨质增生和骨刺患者平时要做好患部的保暖工作，防止增生（或长骨刺）部位受凉，这有助于疾病的痊愈。

# 旧伤疼痛

## ——旧伤疼痛真烦恼，芋头加醋来治疗

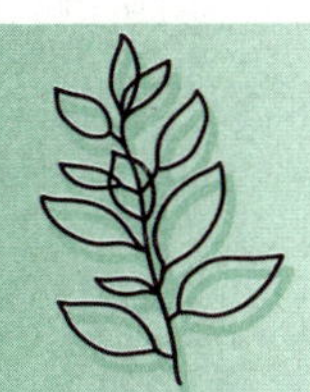

### 小偏方

芋头 500 克，醋适量，面粉适量。
将芋头皮剥掉，捣烂，加醋搅匀，加入适量面粉，以醋不会滴出来为度。
每天敷患处 2 次，连续使用 1 周。
此方适用于跌打损伤、旧伤引起的疼痛，尤其是肩部、腰部疼痛。

笔者有一亲戚，五十多岁，男性。身体一直很健康，年轻时打篮球曾摔伤过腰部，当时年轻，恢复得挺快，后来也未在意过。年长之后，每每劳累或受凉后，当年摔伤的部位便会疼痛，严重时站立都很困难。

有一次他去旅游，深夜打电话给笔者，说是白天登完山后便有些腰疼，当时想着休息休息就会好转，没想到晚上时疼得更厉害，在酒店也没办法，只好向笔者求助。笔者告诉他向值班经理要些新鲜的芋头、面粉和陈醋，要是没有芋头，就先拿点儿面粉和陈醋

（这两样东西，哪里都能找到）和成面糊，敷在疼痛的部位，盖上一条毛巾。再取一条毛巾，用热水浸湿，敷在外面，凉了后再换条新的，换四五次就可以了。醋调的面糊，可以用纱布或毛巾固定，只要皮肤没有不适感，就可以一直敷着。他早上又给笔者打来电话，说连酒店的人员都惊呆了，没想到醋和面粉竟有这么神奇的作用，当时敷完之后疼痛就缓解了，早上起床后，已经可以下地行走了。

旧伤多为跌打损伤（包括刀枪、跌仆、殴打、闪挫、刺伤、擦伤、运动损伤等）等迁延而来，多为软组织损伤，经治疗后症状缓解，但遇气候变化、受凉、劳累等可使旧病复发，在原有损伤部位出现疼痛、肿胀、红肿等。旧伤引起的疼痛多为隐隐作痛、部位固定、绵延不绝，治疗起来也难以一次治愈，严重影响日常生活。

醋是用大麦、高粱、米等粮食酿造的调味品，有的地方也称作苦酒。醋含有乙酸、乳酸、琥珀酸、高级醇、氨基酸等成分，既可内服，也可外用，外用可以消肿止痛，祛瘀生新。芋头含有草酸钙、氰苷、皂苷等，外用可以缓解筋骨疼痛及跌打损伤引起的疼痛。面粉主要为调和剂，一方面易于敷在皮肤表面，另一方面可以缓解芋头和醋对皮肤的刺激。

**注意** 生芋头对皮肤有一定的刺激性，有些人接触芋头可能会出现皮肤瘙痒，所以在给芋头去皮时，可以戴上橡胶手套。如果在外敷过程中引起皮肤瘙痒，可用生姜汁或热水涂擦，即可缓解。在用上述偏方外敷缓解疼痛时，面糊外层再敷一条热毛巾，缓解疼痛的效果会更好。

### 用于跌打损伤和旧伤疼痛的其他偏方

1. 中华跌打丸2丸，白酒适量。将中华跌打丸用酒调成糊状，敷于损伤的部位，然后用纱布包扎好。

2. 干丝瓜络2个，蜂蜜20毫升。将干丝瓜络剪成小块放入锅内，加热10~15分钟后，丝瓜络可焙成炭状，将其研成粉末，放入瓶中备用。用时，取10克丝瓜络炭，加20毫升蜂蜜，调成糊状，敷于患处，用纱布包裹，每日更换2次，一般敷1天即可。适用于陈旧性扭伤引起的疼痛。

3. 栀子、当归、红花各等量，白酒适量。上述除白酒外的3种药材捣烂混匀，然后用白酒拌匀，敷在患处，等白酒干了之后，再往药饼上浇些白酒，浸透药饼，待扭伤部位红肿消失后，可以拿下药饼。

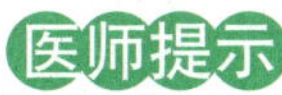


## 关节急性扭伤的处理

若为关节部位急性扭伤，24小时内需用冷敷处理，不可采用热敷，或外擦红花油之类的活血化瘀药，否则会肿痛得更厉害。

# 抽筋疼痛

## ——抽筋虽轻人难受，芍药甘草解烦忧

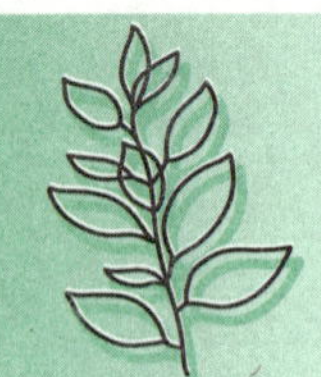

### 小偏方

白芍 20 克，生甘草 10 克。
将以上两味药，煎汤服用，每次 1 剂，每日 2 剂。
此方适用于腿脚抽筋引起的疼痛。

笔者上大学时，总回老家过暑假。笔者的老家在农村，夏天的时候可以去窑洞里纳凉。有一天中午，笔者和表哥去窑洞纳凉，睡到大约下午三四点的时候，窑洞里有些冷了，笔者的小腿突然开始抽筋。笔者赶紧用拇指按压承山穴（位于小腿后侧，当伸直小腿或足跟上提时，后侧两条肌肉的肌腹下出现的三角形凹陷处），并让表哥将笔者扶到窑洞外面去。揉了一会儿后，就觉得小腿肌肉有些酸痛，活动并不受影响。

笔者以为没事儿了，结果在后来的两天，每到晚上，一睡着小腿就会抽筋，一晚上能折腾四五次，根本无法安眠。母亲便带笔者去

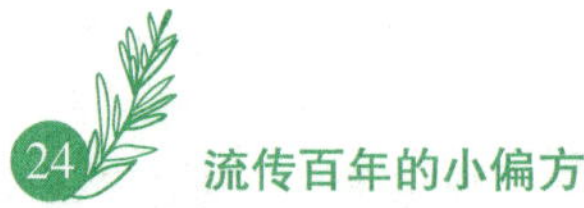

了一个老中医那里，一共开了3剂药，放在一起才一小袋。笔者觉得和平时见的那种大处方不太一样，加上自己本身就是学中医的，就很好奇这位老中医到底开的什么药（以前，农村的中医一般不会把处方交给病人，药也需要在他的诊所抓），看了半天也没有看懂他处方上写的什么。没办法，笔者只有想其他招儿了。回到家笔者便把药摊开，一味一味地辨认，就不信弄不明白这么几味药。摊开中药之后，自己都惊讶了，就只有两味中药，一味是白芍，一味是生甘草。笔者服用了这3剂药，小腿抽筋还真的好了，之后也没有再犯过。

此处所说抽筋单指局部肌肉痉挛，如脚趾抽筋、脚抽筋、小腿抽筋等，并不包含高热、癫痫、破伤风、狂犬病等全身性疾病引起的抽筋。抽筋以小腿抽筋最为常见，其发病表现为腓肠肌（俗称小腿肚子）痉挛，常由于剧烈运动或工作疲劳或胫部剧烈扭拧引起，往往在躺下或睡觉时出现。发作时，常伴有剧烈疼痛，一般无后遗症，有时可造成一定严重后果，如在游泳、从事高空作业、驾车时有可能导致不可预测的危险。

上述老中医所用的芍药甘草汤并非一般民间流传的偏方，而是出自于《伤寒杂病论》中。此方仅由芍药（白芍）、生甘草两味组成，白芍味酸，养阴柔肝，调和营卫；甘草味甘，缓急止痛。两药合用酸甘化阴以养肝，因为肝主筋，肝得柔养，所以能解痉止痛。《急腹症资料》也曾报道，芍药、甘草中的成分有解痉、止痛、抗炎、松弛平滑肌的作用，二药合用后，这些作用确能显著增强。

### 用于抽筋疼痛的其他偏方

1. 将旧棉布用醋泡透，放蒸锅内，加水蒸热，五六十摄氏度即可，不可过烫，以免烫伤皮肤。将蒸好的棉布裹在痛处，待棉布凉了后换条棉布再敷。适用于腿脚抽筋引起的疼痛。

2. 醋制鲫鱼：将野生小鲫鱼杀好，洗干净。只放醋，其他什么佐料都不放，在锅里焖熟。每天保证吃一碗这种酸酸的小鲫鱼，一般吃3天，手脚抽筋的毛病就会缓解。

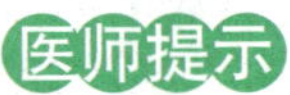


## 抽筋的预防

抽筋从平时就要做好预防，这里教您5个小方法。

1.经常锻炼身体，防止肌肉过度疲劳。运动前做好充分的预备活动，伸展开腿部、腰部、背部、颈部和两臂的肌肉。增加运动量不可过急。

2.经常喝水，不要等到口渴的时候再喝。大量出汗时应该补充营养强化型的运动饮料。

3.注意饮食平衡，特别是从饮食中补充身体必需的各种营养成分。

4.孕妇要经常改变身体姿势，每隔1小时左右活动1次，临睡前可用温水洗脚和小腿，还可根据身体的特殊需要，补充包括钙在内的营养成分。

5.夜里抽筋的人，尤其要注意保暖，不妨试一试在睡觉前伸展一下肌肉，尤其是容易抽筋的肌肉。

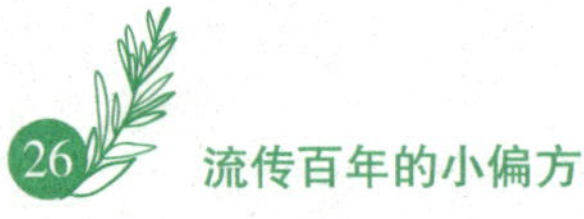

# 骨折疼痛

## ——骨折疼痛难忍受，镇痛接骨有妙方

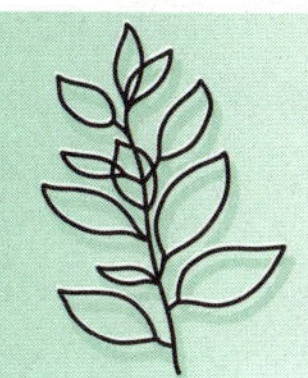

### 小偏方

骨碎补 25 克，祖师麻 15 克，当归身 25 克，制乳香 15 克，制没药 15 克，血竭 10 克，儿茶 6 克，自然铜（醋淬 7 次，研为细末）20 克，土鳖虫（研为细末）25 克。

上述药材（除后两味外）用水浸泡 30 分钟后煎两次，头一煎 20 分钟，后一煎 25 分钟。将后两味药单独包起来，待其他药煎好后，直接冲进去即可。每日 1 剂，分 2 次服用，一般 5 剂即可见效。

笔者有一远房亲戚，在干活时胫骨被砸，严重骨折。当地乡镇医院医疗水平有限，拒绝收治，便只能去县医院接受了手术治疗，恢复得较理想，但未痊愈。住院一个半月后便回家了，在家中因行走时闪了一下伤处便复发了，伤口处皮肤破损，流出了脓血，疼痛十分严重，不能动弹。由于距离医院较远，便只能派人去请来当地的一个接骨匠（在农村，会有一些人专门跟随有经验的医生学习接骨，这些人称为接骨匠）。这个接骨匠看了之后，也没说什么，简

单地处理了一下伤口，用夹板固定了骨折处。然后让伤者家属和他一起回家去配药。

这个接骨匠并没有把药方告诉伤者的家属，只是配好药后，让伤者家属帮忙煎。煎好后，只让把药汤带走了，药渣却不让带走。笔者的亲戚服了1剂药，疼痛便有所缓解了，一共服了5剂，基本上就好了。

笔者听到这个消息后十分震惊，治骨折还有这么神奇的中药。在假期，笔者便专门去看望了这位远房亲戚，实际上是想见识一下这位接骨匠。开始，接骨匠并不愿意和笔者多说话。这也是可以理解的，在农村，靠着这种秘方为家中增加一些收入，是很常见的事情。后来在笔者的多方努力下，他将药方告诉了笔者，并嘱咐笔者不要告诉附近的人。看了药方之后笔者自己也挺惊讶的：

骨碎补25克，祖师麻15克，当归身25克，制乳香15克，制没药15克，血竭10克，儿茶6克，自然铜（醋淬7次，研为细末）20克，土鳖虫（研为细末）25克。

这是中医骨伤科很常用的一个协定方，那在他那里为什么会有这么神奇的效果呢？我们来分析一下。

骨折是指骨结构的连续性完全或部分断裂，往往伴有剧烈的疼痛，难以忍受。需要将其复位、固定，并进行功能锻炼，使功能恢复。在中医上千年的历史中，流传下了许多治疗骨折的良方。自然铜是接骨良药，长于促进骨折愈合，是伤科的要药，现代药理学研究发现其能促进骨痂生长并成熟，且对病原性真菌有拮抗作用。骨

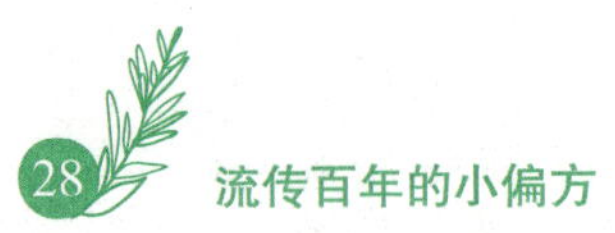

碎补能够促进骨对钙的吸收，提高血钙和血磷水平，有利于骨折愈合；此外，骨碎补中的双氢黄酮苷还有明显的镇静、镇痛作用。血竭、儿茶常在伤科中一起使用，能够活血定痛、化瘀止血。乳香、没药也是伤科常用的药对，能够活血化瘀、消肿止痛。土鳖虫能够破血逐瘀、续筋接骨，常用于治疗筋伤骨折、瘀肿疼痛。祖师麻、当归可增强止痛作用。

但是，这个处方虽然止痛、促进骨折愈合有效，但还有一个秘密，那就是：这位接骨匠继承了民间骨科专家的触诊经验，对人体的骨骼系统十分熟悉，有着十分高超的手法接骨技术。将骨折的部位准确地对接是取得疗效的基础。如果不能准确地对接骨折部位，那么再神奇的药物也是枉然。

## 用于骨折疼痛的其他偏方

1. 接骨草酒：将新鲜接骨草叶 500 克捣烂，加少许无水乙醇（可在药店买到），炒至略带黄色，然后用文火煎 2 小时，搓挤出药汁过滤。配成 50% 酒精浓度的药酒（药汁与无水乙醇比例 1 ： 1) 便可应用。

使用时，骨折部有纱布包敷、小夹板或石膏固定，将接骨草酒滴入小夹板或石膏下至纱布浸湿为宜，每日 2~3 次，成人每次 50 毫升，儿童酌减。适用于骨折新伤。

2. 茴丁香酒：茴香 15 克，丁香 15 克，樟脑 15 克，红花 15 克。取白酒 500 毫升，将全部药物浸于酒中，1 周之后取汁使用。

使用时，用棉球蘸药汁涂于患处，再用白炽灯近距离照射患部 20 分钟，每日 1 次，7 次为 1 个疗程。适用于骨折后期，局部有肿胀。

3. 接骨验方：螃蟹10个（焙黄），甜瓜子120克（焙黄），土鳖虫12克，骨碎补15克。上述药材共研为细末，每次12克，每日一两次，用黄酒冲服。适用于骨折早、中期。

**附：适合陈旧性骨折的偏方**

一般在3周之内的骨折称为新鲜骨折，而3周以后的骨折称为陈旧性骨折。二者都表现为骨骼的完整性或连续性遭到破坏。外伤性陈旧性骨折因其坚固性受到影响，即使在极轻微的外力下，也可以引起新的骨折，这种陈旧性骨折会对患者造成很严重的影响。陈旧性骨折其实就是骨折愈合不完全或者迟缓愈合。

造成骨折迟缓愈合及不愈合的原因很多，如年老体弱、气血虚衰、全身营养极度不良、损伤局部血液供应不佳、局部损伤较严重、断端间夹杂有软组织以及损伤处存在感染等。对大多数病人而言，重要原因还是处理不当，断端整复不够理想，或由于骨折局部固定不佳，外固定力不足，骨折断端某些不利于骨折愈合的活动未能控制，如扭转、牵拉骨折受伤的部位，使骨折的断端分离，而不能愈合。

出现上述情况，不但要及时到医院进行准确对位，还要重新固定好骨折部位。同时再服用一些食疗方，以促进骨折愈合。

偏方1：

用料：鲜螃蟹500克，黄酒适量。

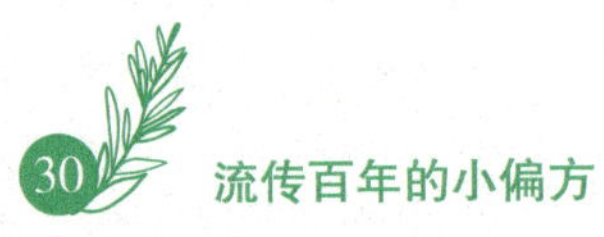

方法，将新鲜活螃蟹捣烂，取250克用热黄酒冲服，剩余蟹肉涂敷在患处。

偏方2：詹景山方

用料：鹿角霜15克，熟地20克，锁阳15克，水蛭10克，甲珠10克，姜黄10克，黄明胶10克，骨碎补30克，香附10克。

方法：水煎服，每日2次，每天2剂。

偏方3：黄芪粥

用料：生黄芪50克，粳米100克。

方法：将生黄芪煎浓汁，然后用黄芪汁加粳米100克，熬成粥，早晚食用。

偏方4：

用料：生姜16克，猕猴桃树根16克，韭菜65克，白酒少许。

方法：将生姜、猕猴桃树根、韭菜一起捣烂，加入少许白酒调匀。将药敷于复好位的骨折处，然后用纱布包扎好。

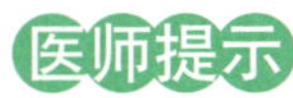


## 骨折愈合期饮食注意事项

骨折在愈合期的饮食也很重要，如果饮食不当也会造成骨折愈合不完全，陈旧性骨折就更应该注意饮食的禁忌了。主要要注意以下几点：

1.忌盲目补钙。

2.忌过多吃骨头汤。

3.忌饮水少。

4.忌过食白糖。

5.忌长期服用三七片。

6.忌偏食。

7.禁饮果子露。

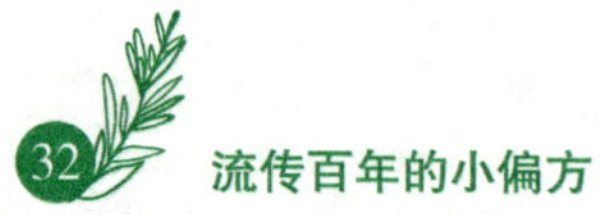

# 第二章

## 全身上下不舒服，身边偏方来相助

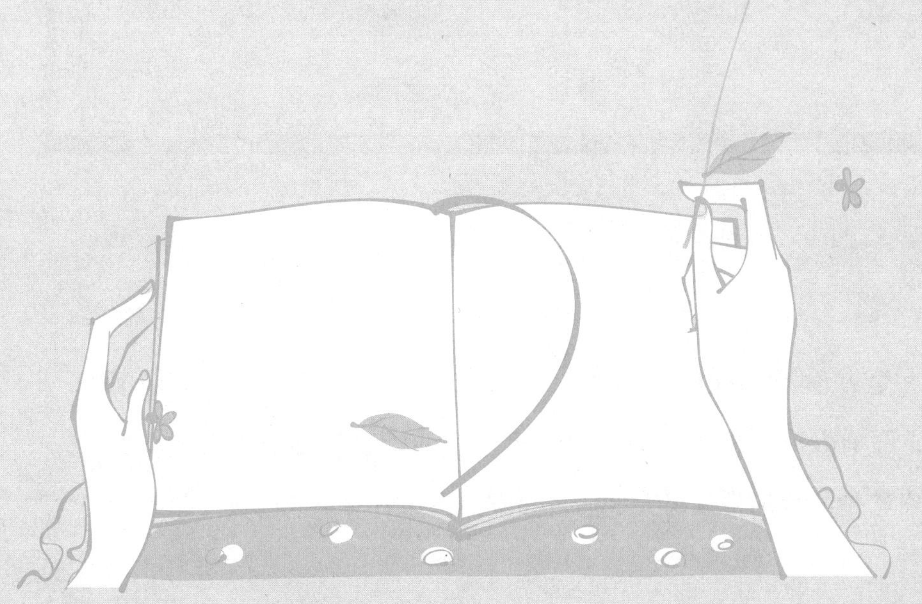

# 鼻炎

## ——常按迎香、鼻通和印堂，过敏性鼻炎一扫光

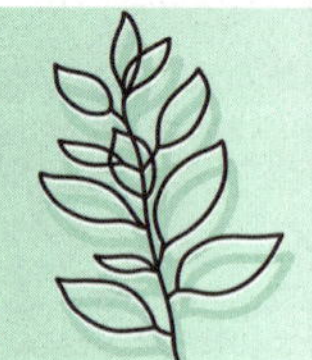

 小偏方

取穴迎香、鼻通、印堂。

揉迎香、鼻通、印堂，捏鼻、擦鼻翼各 1 ～ 2 分钟，每日早晚各 1 次，发病时每日可增加 1 ～ 2 次。

功效：促进鼻部血液流通，改变局部血液循环。主治过敏性鼻炎。

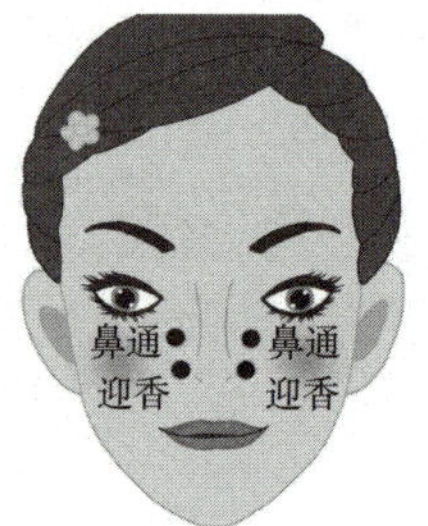


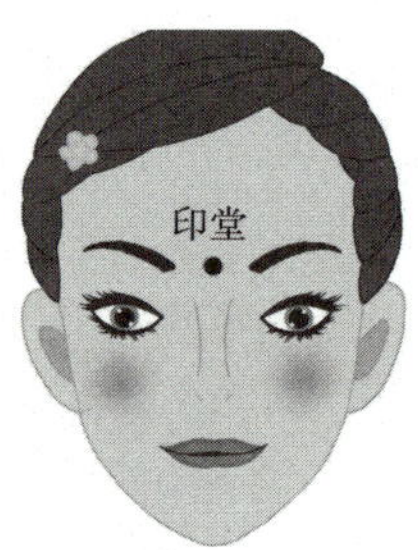


迎香、鼻通、印堂示意图

笔者诊治过这样的患者，几年前因着凉而感冒，以为是小事情，没有及时看医生，后来由于不注意治疗，最终形成慢性鼻炎。鼻炎给他的生活带来极大的痛苦。刚开始患有鼻炎的时候，每天早晨

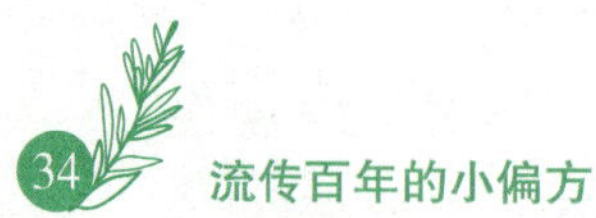

醒来都连打喷嚏，流大堆清水鼻涕，吃了不少药，也没有多大的改善，不过这种糟糕的情况最多也就是持续一两个小时。但后来鼻炎越发严重了，鼻涕整天流个不停，然后就是鼻塞。最后整天头昏脑涨，没精打采，做什么事都提不起精神。他自己感觉到记忆力在逐渐下降，鼻子变得对温度和气味都敏感了起来，身体稍微吹一下冷风、空调，或者闻一下比较刺激性气味，鼻子就会立刻感觉到不舒服、痒痒的，接着又开始不断地打喷嚏和流鼻涕，实在是苦不堪言。而且他还发觉患了鼻炎以后非常容易感冒，感冒后又加重了鼻炎，周而复始的如此恶性循环，使他在别人眼里看起来是个弱不经风的人。

为治疗鼻炎，他去过很多大医院，试过很多种民间独门偏方（如吃蜂巢等），可没想到鼻炎没治好却惹来了肠胃病，于是放弃了。路没少跑，钱没少花，几乎什么方法都试过了，却没有起到一点作用。例如，有的医生建议他静脉输入丙种球蛋白；有的医生建议他吃西药，如扑尔敏、氯雷他定、地氯雷他定，但都是今天吃明天鼻涕就不会流，但再过一天就又开始犯了。

后来经人介绍他才找到了笔者。笔者告诉他，过敏性鼻炎虽然病小，但让人很痛苦，时间长还会引发哮喘等严重的疾病，但若及时治疗，还是可以康复的。笔者教给他一个简单易行的方法，就是按摩迎香穴、鼻通穴，还有印堂穴，这几个穴位都在面部，只要有空就可以按。他也许是被折磨怕了，特别听话，按照笔者教的方法坚持了一段时间。结果在意料之中，困扰他多年的鼻炎真的好了。

鼻部按摩保健操可疏散鼻局部郁热以通鼻窍，用来治疗过敏性鼻炎和缓解鼻塞效果不错。迎香穴位于鼻之两旁、鼻唇沟中。是治鼻塞、不闻香臭之要穴；鼻通穴位于鼻之两侧、鼻唇沟上端尽头；印堂穴位于两眉头连线中点。

治疗过敏性鼻炎，除了远离过敏原外，预防与保健也很重要，如经常参加体育锻炼，增加抵抗力；注意保暖，预防感冒；居室经常通风，保持一定湿度；饮食起居有规律，避免烟、酒、辛辣食品，多吃蔬菜水果；保持乐观开朗的情绪，避免精神刺激和过度疲劳；避免频繁进出温差悬殊的环境。此外，鼻部的保健也很重要，如注意鼻腔卫生，改掉挖鼻等不良习惯；游泳时姿势要正确，防止鼻腔进水；经常按摩迎香穴、鼻通穴；掌握正确的擤鼻涕方法；及时矫正鼻腔的畸形，如鼻中隔偏曲。当鼻炎反复治疗仍没有明显好转时，应该考虑是否为其他疾病而导致的鼻炎。

## 用于过敏性鼻炎的其他偏方

1. 盐水洗鼻：配制盐水（100毫升瓶内放食盐两匙，开水稀释），用牙签卷上棉球蘸盐水洗鼻孔，然后把药棉暂留鼻孔内，此时或头上仰或身平躺，用食指和拇指按鼻两侧，并用力吸吮，使棉球上饱蘸的盐水流入鼻腔内，再流入咽喉部。开始时感到鼻内辛辣难忍，几次即可适应。也可先用淡一些的盐水洗，逐渐加浓，使鼻腔慢慢适应。

2. 槐花蜜：每天早晚洗脸时，用小手指蘸流动的自来水在鼻孔内清洗，清除鼻腔内的结痂和分泌物，充分暴露鼻黏膜后，用棉签或手指蘸槐花蜜均匀地涂在鼻腔患处。可治疗过敏性及萎缩性鼻炎。

3. 大蒜治鼻炎：将大蒜一瓣捣烂，用干净的薄棉布包好，挤压出蒜汁滴入每个鼻子孔内两滴（当时刺激得很痛），再用手压几下鼻翼使鼻孔内黏膜都能粘敷

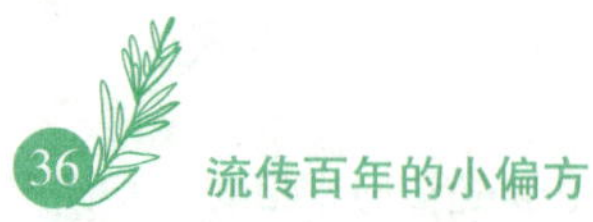

到蒜汁，轻者一次，重者二次即愈（注意：大蒜刺激性强，请从微量试起；大蒜过敏者禁用）。

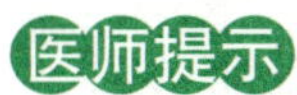

## 过敏性鼻炎与感冒的区别

季节交替，很多人都容易发生感冒，但有些感冒并不是气候变化、人体抵抗力下降引起的，过敏性鼻炎和感冒症状相似，需要格外警惕。过敏性鼻炎，即变应性鼻炎，是一种由基因与环境共同作用而形成的多因素疾病，可导致鼻塞、流鼻涕、鼻痒、嗅觉失灵等症状。

过敏性鼻炎与感冒的区别如下：

1.病因：过敏性鼻炎的病因是对某种物质过敏，感冒的病因是病毒感染。

2.发病季节：过敏性鼻炎又叫季节性鼻炎，多于春季发病；感冒一年四季都会发病。

3.诱因：过敏性鼻炎是接触了过敏物质，感冒则诱发于受凉、疲劳等身体抵抗力下降的状况。

4.症状：过敏感性鼻炎发病突然，阵发性连续性喷嚏；感冒发病则是渐进性的，逐渐加重，以鼻腔黏膜的炎症为主，喷涕多为单发性的。

5.鼻腔检查：过敏性鼻炎鼻腔黏膜以水肿为主，呈苍白色；而感冒鼻黏膜则以充血水肿明显。

6.治疗：过敏性鼻炎多以抗过敏药物治疗效果明显；而感冒则无特效药物，以对症治疗为主。

7.病程：过敏性鼻炎病程短，发病快，症状消失也快；感冒一般需要1周左右才能痊愈。

# 咽炎

## ——麦冬巧配胖大海，告别咽炎不再难

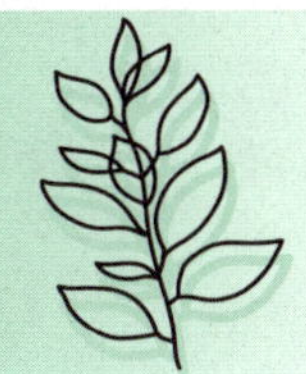

### 小偏方 1

麦冬 5 克，胖大海 1 枚。
取麦冬和胖大海，用清水冲洗干净后，泡水当茶饮用，每日 1 剂。

记得笔者上大学的时候，每次上大课（通常在阶梯教室上，90多位同学一起上课），总有几位同学不时发出清嗓子的声音，那种“吭吭”的声音在安静的课堂上尤为明显。课后笔者曾问过其中的一位同学怎么啦，他说嗓子发痒、难受，老觉得有痰，清一清会感觉好一些。有一次正好上中医诊断课，下面不时发出的“吭吭”声引起了诊断课老师的注意。老师对其中的一位同学说下课找他一下。后来笔者问那位同学，他说老师给他看了看嗓子，说他是慢性咽炎，建议他用胖大海与麦冬配合泡水喝。笔者好奇地问他管用吗？他说挺管用的，至少症状不那么明显了。笔者当了临床大夫后，遇到类似的病人也给他们介绍过这个方子，你还别说，对有的

患者真的很有效。

咽炎是现代工业社会比较常见的一种疾病，随着环境中污染物水平的升高发病率日益增多，尤其是在大中城市。咽炎分为急性和慢性两种。急性咽炎主要表现为咽部疼痛比较明显，声音嘶哑，常伴有发热、咳嗽等症状，观察病人的嗓子可以看到咽部红肿；慢性咽炎主要表现为咽部发痒，老觉得有东西，咳又咳不出来，还有的人表现为咽部烧灼感，有轻微的干咳或疼痛，晨起刷牙的时候有恶心的感觉，也就是我们经常在电视中看到咽炎药物广告中描述的那样。长期不愈的慢性咽炎局部检查可以发现在咽后壁有增生的透明滤泡。慢性咽炎容易反复发作，多见于喜食辛辣、言谈较多的人群，如教师、歌唱家等。所以，笔者上面提到的那位同学就是一个典型的慢性咽炎患者。治疗主要是局部外用药物，加强锻炼，但病程往往很长，疗效也不是很令人满意。

根据慢性咽炎的症状，中医将其归于“喉痹”“梅核气”的范畴，根据其发痒、有疼痛的特点，认为多与风、火两种病邪有关（风邪导致的局部疾病多有“痒”的症状，如很多皮肤病与风邪相关；火邪导致的疾病则多有烧灼、疼痛、发热的症状）。风、火两种病邪日久都会损伤人体的阴液尤其是肺的阴液，所以长期不愈的慢性咽炎多有肺阴虚的表现。中医认为阴液有滋润咽喉局部的作用，慢性咽炎多有局部失于滋润的表现，如干咳、异物感等。

胖大海又名安南子、大海子等，用水泡开后像一朵盛开的花，很有特点。胖大海性偏凉，归肺经，所以有清热润肺、利咽的功

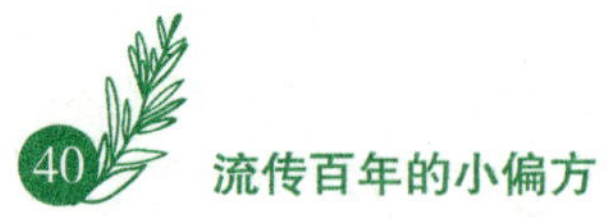

效，是清咽利喉的一味良药，用于慢性咽炎正合适。如果大家留意的话，可能会发现好多歌唱家都习惯于用胖大海泡水喝来保养嗓子。麦冬味甘性偏寒，也归肺经，也有清肺热的作用。但与胖大海不同的是，麦冬还有养阴的作用，也就是说，麦冬可以补养肺脏阴液的不足，通过滋阴而起到润肺养嗓的作用。麦冬与胖大海相配，养阴、润肺、清热、利咽，而且味道也不错，有一种淡淡的甜味，当茶饮用很方便，对于慢性咽炎患者来说确实很合适。所以慢性咽炎患者不妨常备一些，当觉得嗓子不舒服的时候适当饮用一些。

### 小偏方 2　干姜甘草汤

干姜、甘草各 15 克。
将干姜和甘草清洗干净，用开水冲泡，代茶饮用。

笔者的哥哥是一位教师，慢性咽炎是他的职业病，虽经医治会有好转，但反复迁延，总是不能痊愈。这病也不是十分紧要，严重时便去医院开点儿消炎药，休息两天，稍微好点儿课还是得上，嗓子不用是不可能的，所以这病就一直这么拖了下来。笔者一到医学院便开始四处打听治疗咽炎的偏方，可是总也没有收效。

有一次，笔者去中国中医科学院实习。有一位老中医，70多岁了，笔者在跟他抄方的过程中遇到了一位慢性咽炎患者。这位老中医开的药方就是“甘草15克，干姜15克，7剂，代茶饮”。当这位患者拿到药方后，觉得很不可思议，觉得这位老中医没有重视他的疾病，便很生气。这位老中医很有名气，他的号也很难挂，他诊病的过程言语也不多，他见状只是说了句“先试试吧”。第二周，这位患者来复诊时，满脸的喜悦之情。一见面就向这位老中医道歉，说：“您别在意，上次我太着急，态度不好，您别往心里去。”这位老中医也只是笑了笑，诊完脉后，对我说：“还是上次那个方子。”

笔者在吃饭的时候特意向这位老中医请教了关于干姜、甘草的这个方子。他的话让我一直记忆深刻，他说：“用贵药、用好药，谁都会治病。重要的是要用最便宜、最普通的药把病治好了，这才是一个医生该做的。”他接着又讲到，甘草又称“国老”，国老当然不只是和事佬了，否则他也不可能有这么高的地位。现代人一提甘草，只认为它是中和诸药性的，却忽略了它本身的价值。试问，你见过哪个朝代的国老没有真本事，只有调节的作用？之所以别号国老，是因为它的疗效显著、适应病症种类多，并不是他只能“调和诸药”。《中药学》中介绍甘草时，最后一个说的才是它的“调和诸药”。甘草能够补脾益气、化痰止咳；干姜能够温肺化饮。慢性咽炎属于中医“梅核气”范畴，是由于无形的痰饮停聚于咽部造成的，中医理论认为，肺为储痰之器，脾为生痰之源。

听完这位老中医的话，笔者顿觉开朗，对之后的学医之路也有很大的触动。笔者当晚即打电话告诉了哥哥这个偏方。过了半年多，笔者给他打电话的时候问起了他的咽炎。他说坚持喝了两周，后来事情一忙又忘了坚持，但有半年多基本上没有复发过。

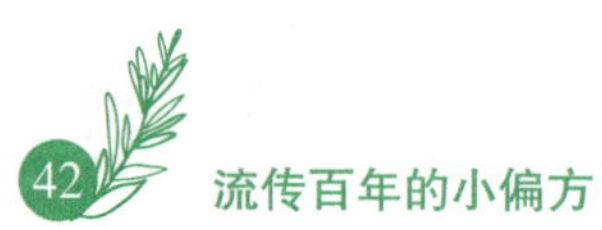

### 用于慢性咽炎的其他偏方

1. 桔梗6克，生甘草3克。桔梗与生甘草共碾为细末，一起放入杯中，用沸水冲泡后，代茶饮用。

2. 绿茶、橄榄各3克，胖大海2枚，蜂蜜1勺。橄榄、胖大海和绿茶一起放入杯中，沸水冲泡，闷盖片刻，调入蜂蜜，当茶饮用。

3. 鲜芝麻叶6克。芝麻叶洗净后，入口慢慢嚼烂后咽下，每日早晚各1次。

4. 生丝瓜1个，去皮，切碎后挤汁，分多次饮下。

5. 砂仁3克，麦冬30克，玄参10克，菊花10克，金银花10克，生甘草3克，上述诸药，水煎代茶饮用，7天1个疗程。对咽炎咽干口燥明显的患者，疗效尤其显著。

医师提示

## 慢性咽炎注意事项

1.胖大海还具有清热通便的作用，麦冬性寒，所以平时大便偏稀的慢性咽炎患者不适宜应用这两味药。

2.慢性咽炎表现为寒性，如体质虚弱，平时比别人怕冷，咳嗽吐白痰者就不适合胖大海+麦冬泡水喝，而应该选用上面提到的甘草干姜汤。

3.临床上曾有胖大海和麦冬过敏的报道，表现全身皮肤瘙痒、弥漫性红肿，恶心、呕吐、心慌、烦躁等，所以过敏体质的人群慎用这两味药。

# 中耳炎

## ——反复迁延让人愁，黄连蛋黄建奇功

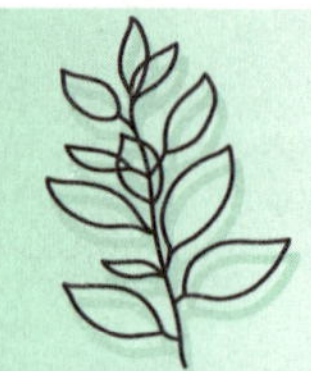

### 小偏方 1　黄连油

取黄连、香油各适量，香油以能完全浸没黄连为宜。用小火炸，炸至黄连变成枣红色，捞起后变为黑红色。捞出黄连，用香油滴耳。

### 小偏方 2　蛋黄油

取鸡蛋 3 个煮熟，煮至鸡蛋黄定型即可。用勺掏出鸡蛋黄，然后放入锅中，用小火煎至出油，然后用蛋黄油滴耳。
此方适用于急性中耳炎。

笔者一位朋友有一个儿子，大约十来岁。有一次，他爱人出差了，他带着儿子去游泳，孩子游泳时不小心让水流进了耳朵，结果引发了中耳炎。由于小孩害怕打针吃药，死活不肯配合医院的治

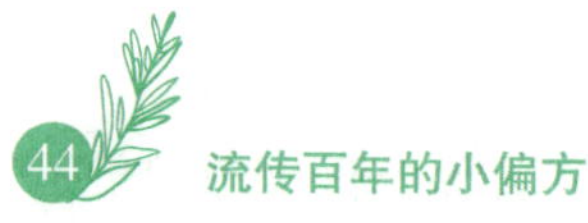

疗。他急得没办法，便打电话向笔者求助，笔者告诉他一个很实用的偏方：用鸡蛋黄煎出蛋黄油，用这蛋黄油滴耳。

结果，笔者刚吃完晚饭，他又打电话过来了，问有没有其他办法，说孩子他妈不在家，他在煎鸡蛋黄时，一不留神，就煎焦了。也难怪，笔者这个朋友平时根本不做家务，让他煎蛋黄油是有点儿难度。于是，笔者便想起了黄连油比蛋黄油好制作一些，而且效果也挺不错，可是这个时候上哪儿去买黄连呢？笔者便告诉他，你今晚就用香油给孩子先滴上3~5滴，明天到药店去买50克黄连，然后用香油浸透黄连，用小火煎至黄连变成枣红色。关火，捞出黄连，沥干油，等香油晾凉了，用这煎了黄连的香油给孩子滴耳就可以了。滴耳之前要先用双氧水（要用3%的双氧水，不可以使用30%的原液，有的药店销售的双氧水是可以直接使用的3%浓度，购买之前一定要向药店人员咨询清楚）消毒，然后用消毒干棉签擦干耳道，再滴入黄连油就可以了。每次滴3~5滴，每天滴2~3次即可，这个方法尤其适合由于耳道进水等原因引起的急性中耳炎。

过了几天，这位朋友打来电话再三道谢，说这次多亏了笔者的偏方。要不然他爱人出差回来，看见他把孩子“照顾”得“耳朵流水”，非得跟他急不可。

中耳炎是累及中耳（包括咽鼓管、鼓室、鼓窦及乳突气房）全部或部分结构的炎性病变，多由细菌感染引起，一般分为化脓性和非化脓性两种。中医称中耳炎为“耳脓”“耳疳”，认为其由肝胆湿热，邪气盛行而引起。植物油可以保护炎性病变部位黏膜，防止病变加重。黄连有清热燥湿、泻火解毒的作用，现代医学研究还表明黄连有抗菌作用和抗病毒作用，因此，用来治疗由感染引起的中耳炎，效果明显就没有什么值得奇怪的了。

### 用于中耳炎的其他偏方

1. 川黄连、藏红花各等份，香油适量。将川黄连、藏红花一起研成细末，混匀，然后加入适量香油调成稀糊，然后滴入耳内。每日 3 次，每次五六滴即可。适用于急性中耳炎。

2. 黄连冰片散：黄连 10 克，冰片 1 克。先将黄连研成细末，然后加入冰片，再研匀，装入瓶中密封好，置于阴凉干燥处。用时，先按常规消毒（用 3% 的双氧水或生理盐水清洁外耳道的脓液和药痂，并用清洁药棉擦干），然后用麦杆、草管或小纸管将药末吹入耳道内，每日 2~3 次，一般三五天即可见效。适用于慢性中耳炎或化脓性中耳炎。

3. 银菊茶：银花、菊花各 10 克，开水冲泡代茶饮。适用于化脓性中耳炎，耳内肿痛并伴有耳鸣者。

4. 苦胆汁：新鲜猪苦胆（或鸡苦胆）50 克，冰片 5 克。将冰片用苦胆汁溶化，然后滴耳。

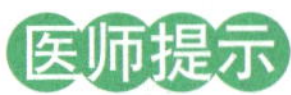


## 中耳炎注意事项

若患中耳炎后，耳道内流出脓性分泌物或流水不止，务必要先去医院检查清楚，防止因感染引发其他并发症，造成不必要的伤害。

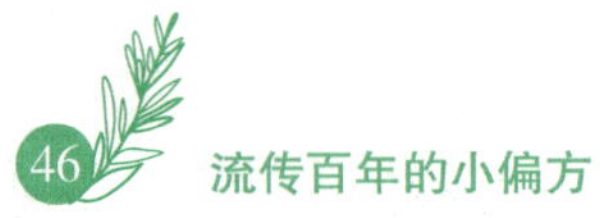

# 感冒

## ——感冒虽小莫轻视，葱姜糯米齐上阵

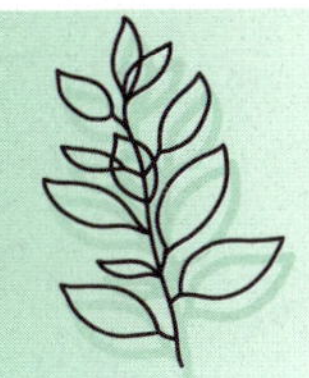

### 小偏方

糯米10g，葱白7段，生姜7片，米醋适量。

糯米加水煮粥，待粥快煮熟时，把葱白、生姜放入再煮10分钟，然后加入适量米醋即可趁热食用。食完马上盖上被子，睡上一觉，往往出一身汗，感冒就好了。如果没有糯米，用大米也可以。

此偏方适用于受寒感冒初起，主要表现为浑身怕冷，鼻塞流清涕，打喷嚏，不出汗等。

感冒是日常生活中的常见病，对每个人来说都不陌生，几乎每个人都有过感冒的经历。一般人都把感冒看作小病，不太重视，但是感冒带给人们的麻烦却不小。因为感冒时，通常出现鼻塞流涕、咳嗽头痛、发热怕冷、全身不适或酸痛等症状，严重影响人们的日常生活和工作状态。

记得小时候，家里有人感冒时，笔者的爷爷就拿些葱、姜和糯米煮粥给家人喝，然后盖上被子，睡一觉，出一身汗，醒了就觉得

浑身轻松了。长大后笔者学了中医才明白，葱、姜具有发散风寒的作用，所以一般的着凉感冒都可以自己煮点葱姜水喝喝。

从西医角度讲，感冒一般是指鼻、鼻窦、咽和气管黏膜的感染。感冒后1～3天即会出现症状，鼻咽部不适为常见的初发症状。开始感觉咽部不适，随后出现喷嚏、流涕、轻度全身不适。一般无发热，有时在症状刚开始时有低热。鼻分泌物初呈无色水样，起始1～2日持续不断，以后渐变稠，呈不透明的黄绿色，量减少。少数患者伴有咳嗽，症状大多在1周左右消失。西医认为感冒主要由病毒感染引起，因为没有抗病毒药，所以治疗主要是对症。什么是对症呢，就是说有咳嗽就以止咳为主，嗓子痛就消肿止痛。因为不是针对病毒进行治疗，所以感冒后用不用西药，都不会缩短感冒痊愈的时间，只是减轻症状而已，最终还是依靠人体自身的抵抗力获得痊愈，也就是说吃不吃药，感冒痊愈都需要1周左右。

从中医角度讲，感冒有两个方面的原因：一是人体自身的“正气”不足，就是西医说的抵抗力下降；二是有外邪侵犯人体，根据人体所受外邪的不同，感冒又分为不同类型。着凉引起的感冒叫风寒感冒；受热引起的感冒叫风热感冒；夏季受暑湿之气影响引起的感冒叫暑湿感冒，等等。因为认识不同，中医治疗感冒和西医不同，一方面是调动人体的正气，即抵抗力；另一方面将人体所受的外邪驱除出体外。感冒用中医治疗，如果用药正确，痊愈应该是一两天的事。上面提到的偏方，就是中医治疗风寒感冒的一个著名食疗方——神仙粥。

关于这种粥，还有一首歌诀：“一把糯米煮成汤，七个葱头七

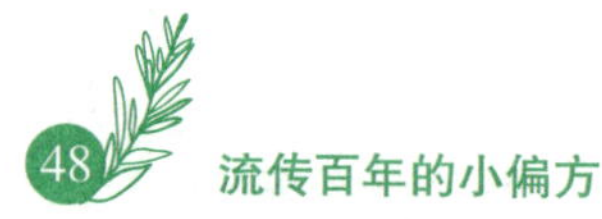

片姜，熬熟兑入半杯醋，伤风感冒保安康。”此粥专治由风寒引起的感冒头痛、浑身酸懒、乏力、发热等症，特别是患病3天内服用，可收到“粥到病除”的奇效，是真正的“简、便、验、廉”。

神仙粥充分体现了中医治疗感冒的特点：即一方面将人体所受的风寒外邪驱除出体外，使用的药物是葱、姜，这是因为葱、姜都是药性温热、味道比较辣（中医称为辛）的药物，中医认为辛温的药物可以散寒，即发散侵犯人体表面的风寒邪气；另一方面增强人体的正气，选用糯米煮粥，是因为糯米可以补养人体正气，温暖身体，调动人体自身的抵抗力，之后盖被睡觉，给机体休息的机会，也是调动人体自身正气驱除邪气。此偏方最妙的是，加入少量米醋，醋可以收敛，不会让人体出汗过度。因为中医认为驱除外邪只适合微微出汗，大汗淋漓反而会损伤人体元气，这也是人体出大汗后往往感觉虚弱的原因所在。结果往往是喝下粥，睡一觉，出一身汗，感冒就好了。中医认为通过出汗，风寒邪气就被驱除出人体，感冒自然就痊愈了。

当然，神仙粥只是适用于风寒感冒，如果是风热感冒，主要表现为发热汗出，头痛昏胀，咳嗽痰稠，鼻塞流黄涕，口渴咽痛，舌苔薄黄等，就得选用以下的偏方了。

### 用于感冒的其他偏方

1. 薄荷芦根饮：芦根20～30克，薄荷5克。先煎芦根，取汁放入薄荷再煮数沸，去渣饮用。具有辛凉解表、宣肺清热的功效，适用于风热感冒。

2. 银花饮：金银花30克，山楂10克，蜂蜜250克。将金银花、山楂放入锅内，加清水适量，用武火烧沸3分钟后，将药汁滗入盆内；再加清水煎熬3分钟，滗出药汁。将两次药汁一起放入锅内，烧沸后，加蜂蜜，搅匀即成。可代茶饮用。具有辛凉解表的功效，适用于风热感冒。

3. 五神汤：荆芥6～10克，苏叶6～10克，茶叶3～6克，生姜6～10克，红糖20～30克。将荆芥、苏叶用清水冲洗、过滤，与茶叶、生姜一并放入锅内，加清水（约500毫升），用文火煎沸。另将红糖加水适量，置另一锅内煮沸，令其溶解。然后将煎好之药汁加红糖溶液即成。温热服用，分3次服完。本方具有辛温解表、宣肺散寒的功效，适用于风寒感冒。

4. 取橄榄250克，萝卜500克，水煎代茶饮，可清肺利咽，适用于感冒引起的嗓子疼痛，可以明显缓解症状。

医师提示

## 自我保健预防感冒

如果经常感冒或到了感冒流行季节想预防感冒，可以试一试以下几种简单的按摩手法：

1.按摩迎香穴（鼻翼旁的鼻唇沟凹陷处）。

2.按摩合谷穴（手背虎口处，第一掌骨与第二掌骨间凹陷处）。

3.按摩足三里穴（小腿前外侧，当犊鼻穴下3寸，距胫骨前缘一横指）。

以上穴位每天按摩2~3次，每穴3~5分钟，以局部有酸胀感、皮肤微红为度。

也可以每天用艾条灸足三里5~10分钟。

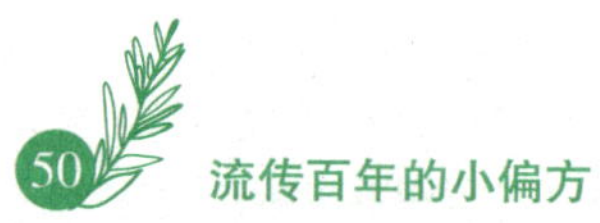

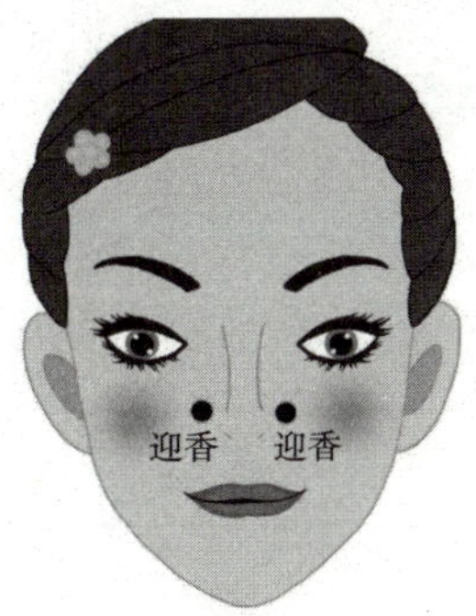

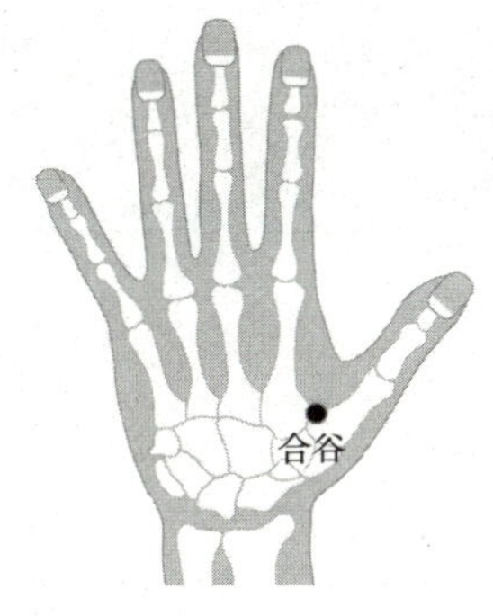

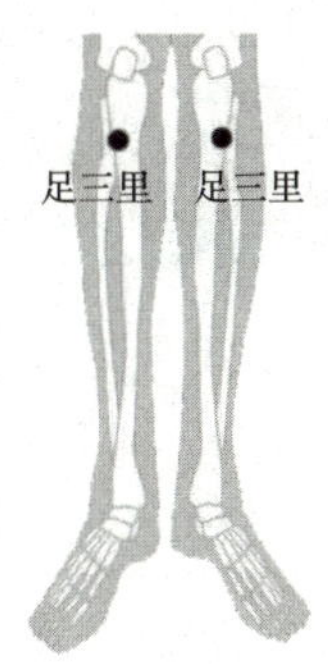


迎香、合谷、足三里示意图

# 咳嗽

## ——咳嗽伤气又伤肺，川贝枇杷止咳佳

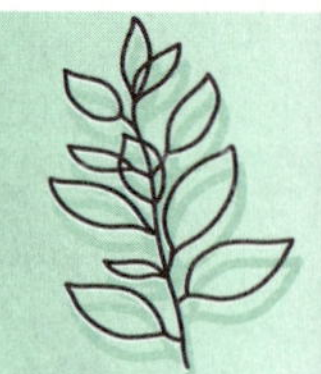

### 小偏方

1. 川贝母粥：川贝母 5 克，大米 30 克，白糖适量。将贝母择洗干净，放入锅中，加清水适量，浸泡 5 ～ 10 分钟后，水煎取汁，加大米煮粥，待熟时调入白糖，再煮一二沸服食。或将贝母研粉，每次取药末 1 克，调入粥中服食，每日 1 ～ 2 剂，连续 3 ～ 5 天。可化痰止咳，清热宣肺，用于咳嗽久久不愈。

2. 枇杷杏仁饮：枇杷叶（去毛，蜜炙）10 ～ 15 克，苦杏仁 10 克，加适量水煎煮取汁，每天代茶饮用，用于肺气受损，升降功能失常引起的咳嗽。

3. 白萝卜生姜汤：取白萝卜 120 克（洗净切片），鲜生姜（洗净切片）60 克，白糖 20 克。将白萝卜和生姜加水 1200 毫升，以文火煎煮 15 分钟后，倒出煎液加入白糖，分 2 次早晚饭前服。本方有温肺化痰、润肺生津、解表止咳之功。适用于肺寒咳嗽、多痰、虚弱的老年慢性支气管炎病人。

记得笔者有一年秋天在东北进行基层医疗支援工作，由于当地气候寒冷，多发呼吸道疾病，还没到冬季或感冒流行季节，很多人都开始咳嗽。笔者当时比较年轻，给病人开了止咳化痰的中药，许

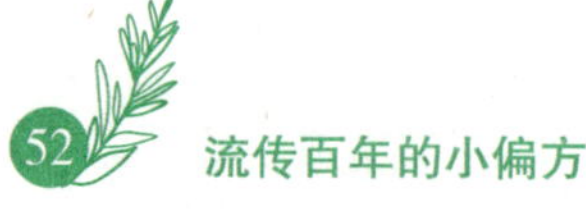

多病人吃了药好一些，可始终不能完全痊愈，结果一咳就是一两个月。后来当地的一名老中医指导笔者，可以让这些病人用川贝母煮粥喝，笔者半信半疑，但结果证明很有效。这些久咳不愈的病人喝了粥，慢慢地真不咳了。

从医学角度讲，咳嗽是一种消除气道阻塞或异物的反射。咳嗽时，先深吸气，关闭声门，再作强而有力的吸气，使肺内压急剧上升，然后突然开放声门，呼出气在强大压力下急速冲出，呼吸道中的异物或分泌物也随之而排出，故咳嗽可起到清洁呼吸道的作用。可见，咳嗽是人体的一种自我保护机制，但是长时间咳嗽不止，就会对身体造成伤害。

中医把咳、嗽分开解释，“咳”指有咳嗽声而没有痰；“嗽”指有痰液吐出，但没有咳嗽声。实际情况是，咳嗽的同时往往有痰，所以合称为咳嗽。中医认为咳嗽的原因比较复杂，与心、肝、脾、肺、肾都有关系，与肺的关系最为密切。根据发病病因，咳嗽分为外感咳嗽和内伤咳嗽两大类。外感咳嗽是由外邪如着凉等引起，发病比较急；内伤咳嗽则为脏腑功能失调所致，发病比较缓慢。中医还有“久咳伤肺”的说法，也就是咳嗽久了，就会损伤肺阴肺气，肺受了伤，咳嗽就更难好了，结果形成恶性循环，就是上面提到的久咳不愈。

中医对于久咳不愈有几个比较有效的药材，这里介绍给大家。

1.川贝母。是百合科植物卷叶川贝、川贝母的鳞茎。川贝母性凉，味甘苦，归肺经，所以有养肺的作用，是治疗咳嗽的首选中药。川贝母性偏滋润，可以滋养肺阴肺气，所以能够补养久咳不愈导致的肺气损伤。因为川贝母有一些苦味，所以可以与大米一起煮粥，并加入适量的白糖，以改善味道，而且大米本身也有补养肺气和胃气的作用。

2.枇杷叶。是蔷薇科植物枇杷的叶，具有清肺止咳化痰的作用，是一味止咳化痰的常用药物。中医认为咳嗽是肺气的升降功能失常引起的，枇杷叶和杏仁一起配合使用，可以恢复这种升降功能。肺的升降功能正常了，咳嗽自然就好了。

3.白萝卜。是民间沿用已久的止咳食材。咳嗽久久不愈，肺气主降的功能就会受到损伤，肺气不能下降就会上行，结果就表现为咳嗽，甚至会有喘的症状，这种情况多见于老年体弱的慢性支气管炎病人。白萝卜有降气的功效，配合生姜，可以使肺气下行，而且这两种属于食材的范畴，长期服用也不会有不良反应，非常适合老人。坚持服用白萝卜生姜汤，一般都会收到效果。

### 用于咳嗽的其他偏方

1. 荸荠百合羹：荸荠（马蹄）30克，百合5克，雪梨1个，冰糖适量。将荸荠洗净去皮捣烂，雪梨洗净去核连皮切碎，百合洗净后，三者混合加水煎煮，后加适量冰糖煮至熟烂汤稠。

2. 橘皮粥：橘皮15～20克（鲜者30克），粳米50～100克。先把橘皮煎取药汁，去渣，然后加入粳米煮粥，或将橘皮晒干，研为细末，每次用3~5克调入已煮沸的稀粥中，再同煮为粥。

3. 百合款冬花饮：百合30～60克，款冬花10～15克，冰糖适量。将上述材料同置砂锅中煮成糖水。饮水食百合，宜晚饭后睡前食用。

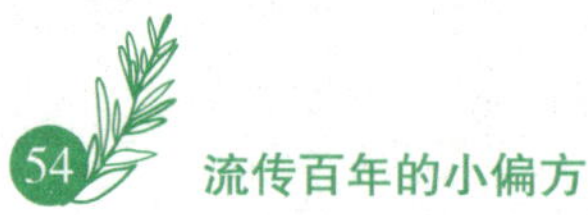

医师提示

## 咳嗽注意事项

1. 杏仁分为北杏仁和南杏仁两种，上述偏方用北杏仁，一定要煮熟食用，并且不可过量。

2. 枇杷叶要先洗净表皮的茸毛，以免刺激咽喉，加重咳嗽。

3. 咳嗽的日常生活防护也很重要，应做好以下几点：

（1）加强锻炼，多进行户外活动，提高机体抗病能力。

（2）气候转变时及时增减衣服，防止过冷或过热。

（3）感冒流行季节少去拥挤的公共场所，减少感染机会。

（4）经常开窗，流通新鲜空气。积极预防感冒。

（5）及时接受预防注射，减少传染病发生。

# 顽固性打嗝

## ——找准背后神奇穴，顽固打嗝悄然解

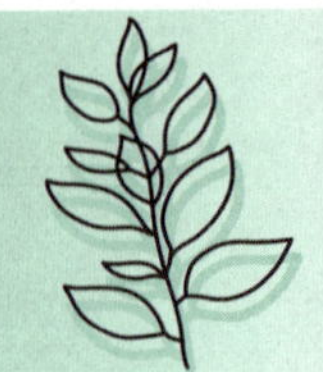

### 小偏方　拇指按压身柱穴

取背部身柱穴，此穴在第 3 胸椎棘突下，即让患者低头，从颈部与胸部交界处隆起的最高突起（为第 7 颈椎），往下数 3 个椎体，在第 3 个椎体的下方用大拇指用力按压 5 ～ 10 秒。

作为一位中医药临床工作者，笔者见过的病例成千上万，可以说无奇不有。当医生的年头越久，越觉得做中医不难，但做一个好中医真的不容易。古人要求为医者当“览观杂学，勤求古训，博采众方，广参名师”，确实有道理。下面是笔者遇到的一个真实案例，这个案例也使笔者深深体会到中医的神奇。

有一位患者因上班途中遇到车祸，受到惊吓，患上了严重的“打嗝”的毛病。严重到什么程度呢？就是不停地打嗝，几乎没有休息的时候，可以说每说一句话，就要打一声“嗝”，已经持

续近半个月了。这位患者交际广泛，认识的医生朋友很多，尝试过的治疗方法多种多样，但均无疗效。除此之外，还尝试过各种民间疗法，也没有收到明显效果。患者到笔者这儿就诊时，笔者心里特别没底，因为他用过各种治疗打嗝的药物和方法，都没有效果，怎么办呢？后来一琢磨，患者病因清楚，因惊吓引起，《黄帝内经》有“惊则气乱”之说，前面的医家大都依此施治而无效，若因循常法，也会重蹈覆辙。考虑到《黄帝内经》还有“心为噫”（噫就是打嗝）之论，不妨“从心论治”。于是在患者心经的穴位上试着扎了几针，为了加强针感，每隔5分钟就提插捻转一次。30分钟过去了，还别说，患者打嗝的症状逐渐减轻，有一段时间居然一次没打。起针后，患者高兴地走了。

第二天，患者给笔者打来电话，说好了没一会儿，就又开始打嗝了，情况和以前一样，没有改观。笔者说有时间再来给他扎几针。不料等笔者再跟他通电话时，他却说已经治好了。笔者非常惊奇，说怎么治好的，患者说有人教了他一个高招，在背后按一按就好了。后经笔者仔细了解才知道按压的具体部位是背部的身柱穴。之后笔者将这个方法用于很多打嗝的病人，打嗝往往随手而止。

打嗝是日常生活中非常常见的一种现象，不少人都遇见过，但像笔者所说的上面这位患者还真少见。西医认为，打嗝是由膈肌（位于胸腔和腹腔之间的肌肉）痉挛，也就是膈肌不收控制的自主收缩引起的。打嗝的原因很多，例如受凉、过饱、吃过于干的食物（俗称的“噎着了”），一般病情不重，可自行消退。但也有些病例持续较长时间，为顽固性打嗝。这类打嗝目前西医临床上无法准确判断具体病因，也无好的治疗方法，因此建议采用中医治疗。

中医认为，胃功能正常的时候是往下行的，即胃气主降。如果胃气由于种种原因失于和降，上逆刺激到膈肌，就会发生打嗝不止的现象。可由饮食不节，胃失和降；或情志不和，肝气犯胃；或正气亏虚，耗伤中气等引起。针对不同的病因，可以服用不同的方剂。像上面那个患者，之前的医师就用过温胃的药，清热的药，补虚的药甚至镇惊（因为患者受惊吓后出现症状）的药，都没有疗效。此时按压身柱穴怎么就有效果了呢?

身柱穴是属于中医所说的奇经八脉中的督脉上的穴位，非常不起眼。笔者曾经查过此穴位的主治病症，也没有止打嗝这一功效，那是怎么回事呢? 笔者认为关键的问题还是在督脉上。督脉位于人体背部正中，从其名字就可以看出，督有督促、统率一身之阳气的作用，也就是促进阳气运行的畅通。另外，督脉上的穴位还擅长治疗神志疾病。上面所述的那个病人，一方面是受过惊吓，即打嗝有精神方面的原因；另一方面，胃气升而不降，也就是说胃气的运行出现了问题。取督脉上的身柱穴，正起到了疏通阳气、清明神志的作用，所以顽固不愈的打嗝竟然好了。那为什么偏偏是身柱穴呢，笔者觉得可以进一步探讨。但按压身柱穴有治疗顽固性打嗝的作用，却是毋庸置疑的。

中国古代名医华佗曾说过：“人之所病病疾多，医之所病病道少。”意思是说人们担心世界上疾病很多，令人防不胜防；但医生忧虑的，是治疗疾病的方法太少。通过这个病例笔者深深体会到，医生一定要善于学习，时时积累，善于总结，大胆实践，处处留心皆学问，信手拈来皆是药。

### 用于打嗝的其他偏方

1. 双手用力按住两眉尖，一会儿即可，自己或他人帮忙均可。

2. 把患者的手指甲剪下一片，点燃后用力闻几下，打嗝即止。

3. 屏气法：先深呼气，使胸腔充分扩张， 然后屏住呼吸，时间越长效果越好（一般可以维持 10 秒钟左右）；然后放松，恢复正常呼吸。较轻打嗝一般一次就可以见效，如果不成功可以反复使用数次。

4. 打喷嚏法：打嗝发作时，可以想办法打个喷嚏，如闻一下胡椒面等有刺激性气味的物体。适用于一般打嗝。

### 医师提示

## 顽固性打嗝注意事项及治疗取穴

1.对于顽固性打嗝，一定要排除器质性原因。因为有临床资料表明，心脏疾病、肝脏疾病甚至肿瘤也会出现打嗝不止的现象。

2.身柱穴取穴示意图

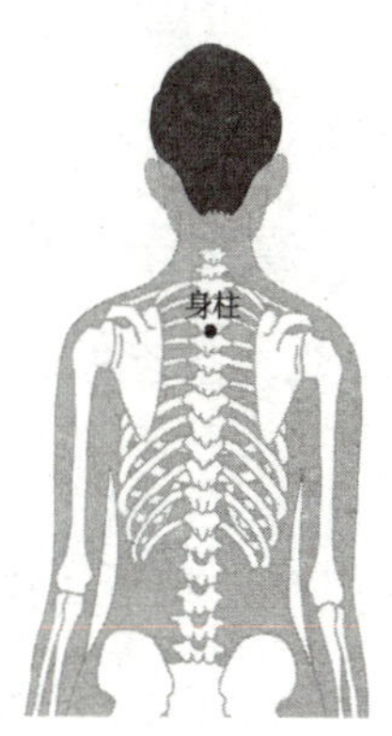

# 胃炎

## ——慢性胃炎病因多，疏肝理气健脾胃

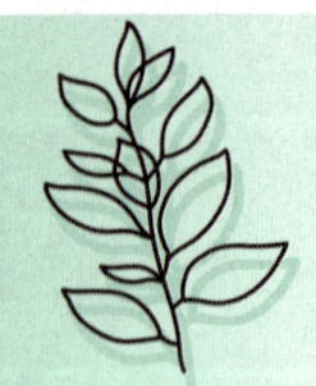

### 小偏方

绿萼梅、绿茶各 6 克。

将以上两味药用沸水冲泡 5 分钟即可，每日代茶饮用。具有疏肝理气，和胃止痛的功效。

此方适用于慢性胃炎以胃部胀痛为主要症状，甚至胀痛连及胁肋，喜欢长叹气，遇到烦恼郁怒的事情，胀痛加重的人群。

记得几年前，笔者所住的大院要拆迁，各家都在研究拆迁政策，尤其是人口多的家庭，还涉及如何给众子女分房的问题。有个邻居家有6个子女，因为分房的事吵得不可开交，老两口也被气得捂着胃找到笔者，说胃痛。经过简单的询问和诊察，笔者判断他们是由于情绪刺激加重了慢性胃炎的症状，于是赶紧找了一些绿萼梅和绿茶，用沸水冲泡，给老两口喝了，过了一会儿，他们的胃痛减轻了。

这个茶方中的绿萼梅是以花入药，具有疏肝理气解郁作用，适用于肝气郁滞、肝胃气滞、脘腹胀痛、胃纳不佳等症。此外，笔者又劝解了

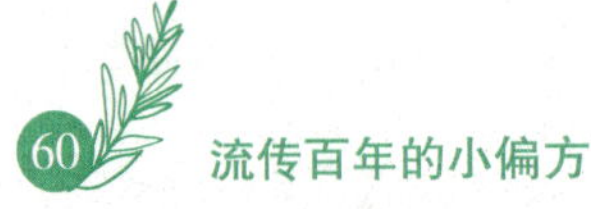

二位老人一番，让他们不要跟子女们生气了，保重自己的身体要紧。

上面的事例是典型的由于情志刺激引发肝气犯胃而加重慢性胃炎的情况。

慢性胃炎是由不同病因引起各种慢性胃黏膜炎性病变，是一种常见病，其发病率在各种胃病中居首位。慢性胃炎缺乏特异性症状，症状的轻重与胃黏膜的病变程度并非一致。大多数病人常无症状或有程度不同的消化不良症状，如上腹隐痛、食欲减退、餐后饱胀、反酸等。严重的会出现萎缩性胃炎，往往伴有贫血、消瘦、舌炎、腹泻等，个别病人伴黏膜糜烂者上腹痛较明显，并可有出血。

自纤维胃镜在临床广泛应用以来，对本病的诊断率明显提高。慢性胃炎具体又可以分为慢性浅表性胃炎、慢性肥厚性胃炎以及慢性萎缩性胃炎。流行病学的资料显示，中国超过80%的人都患有胃炎，但大部分症状不明显，所以没有引起人们的高度重视。

慢性胃炎是西医的病名，中医习惯于从症状给疾病命名，所以慢性胃炎在中医属于“胃脘痛”、“痞满”、“吞酸”、“嘈杂”、“纳呆”等病的范畴。中医认为，慢性胃炎的种类很多，上面提到的病例是最常见的一种类型：肝气犯胃型。这种胃炎多因情志刺激，导致胃气运行不畅，长期情志不舒畅，饮食没有节度，劳逸失常，导致肝气郁结，脾的运化功能失常，胃脘失和，时间长了导致中气亏虚，从而引发种种症状。从病名来看，慢性胃炎是慢性疾病的一种，那么也需要慢慢地调养，尤其是饮食调养。下面给大家推荐几款食疗方，有慢性胃炎的读者朋友可以自己做一下。

## 用于慢性胃炎的其他偏方

1. 石斛粥

［组成］石斛 15 克，粳米 50 克，冰糖适量。

［做法］石斛加水，用小火煎半小时，去渣留汁，加入粳米再加适量水同煮粥，粥成加冰糖适量即可。

［功效］滋阴养胃。常服能治胃虚隐痛。

［按］石斛性微寒，味甘微咸，功能养胃生津，滋阴除热。粳米性平味甘，功能益气和胃。

2. 鸡内金饼

［组成］鸡内金 10 克，红枣 30 克，白术 10 克，干姜 1 克，面粉 500 克，白糖 300 克，酵母适量。

［做法］将鸡内金、红枣、白术、干姜同入锅内，加清水用文火煮 30 分钟，去渣留汁备用。将药汁倒入面粉，加白糖、酵母，揉成面团，待发酵后，做成饼。将饼置于蒸笼上，武火蒸 15 分钟后即成。

［功效］消食化积，健脾益胃。

3. 曲末粥

［组成］神曲 10 ~ 15 克，粳米 30 ~ 60 克。

［做法］先将神曲捣碎，加水 2000 毫升取汁，煎至 1000 毫升取汁，再加入粳米煮成稀粥，分早晚 2 次温服。

［功效］适用于脾胃虚弱、食欲不振、食积难消、嗳腐吞酸、脘闷腹胀等症。

4. 甘松粥

［组成］甘松 5 克，粳米 50 克。

［做法］先煎甘松取汁，另将粳米煮成稀粥后，加入甘松汁，稍煮一二沸即可，分早晚 2 次空腹服用。

［功效］适用于气闷胸痛、脘腹胀满、食欲不振、胃寒呃逆、呕吐等症。

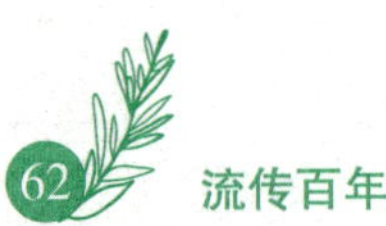

慢性胃炎饮食调养五宜：

宜慢：细嚼慢咽可以减少粗糙食物对胃黏膜的刺激。

宜节：饮食应有节律，切忌暴饮暴食及食无定时。

宜洁：注意饮食卫生，杜绝外界微生物对胃黏膜的侵害。

宜细：尽量做到进食较精细易消化、富有营养的食物。

宜清淡：少食肥、甘、厚、腻、辛辣等食物，少饮酒及浓茶。

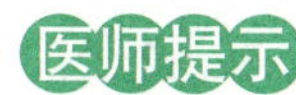

## 慢性胃炎的家庭按摩法

1.摩额法。

病人取仰卧位。家属用两手拇指掌面置于额正中，自内向外反复轻快摩动约2分钟。然后两手掌根相对，分别置于眉梢与外眼角之间向后一寸凹陷处太阳穴和额部，反复运摩约2分钟。

2.提拿法。

病人取仰卧位。家属两手拇指和其余四指置于病人腹下部，对应钳形用力，一拿一放，要求连贯柔和，劲力适度，一般以拿提时病人感觉酸胀、微痛，放松后感觉舒服的强度为宜，反复提拿5~7次。

3.按穴法。

病人取仰卧位。家属用拇指或中指掌面用力，紧贴皮肤，按

压中脘、气海、天枢以及足三里穴。每天按压约半分钟，要逐渐用力，以病人略感酸胀、沉麻为宜。

4.捏脊法。

病人取俯卧位，裸露脊背，放松肌肉。其家属两手自然屈曲成虚拳状，拇指伸张在拳眼上，食指和中指横抵在病人尾骨上，双手交替沿督脉循行线向病人颈部方向推进，随推随捏，推至第7颈椎为止，如此反复3遍。在推捏中，每推捏三下就向后上方提一下，若听到“得啦”的清脆响声，证明提捏得法。该法有助于调节脏腑功能。

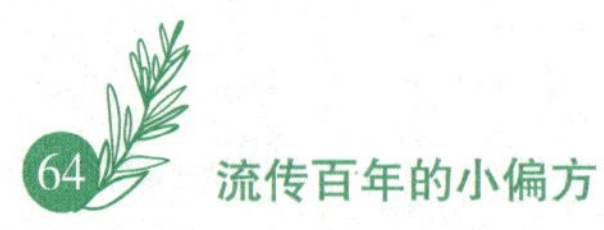

# 腹泻

## ——慢性腹泻耗营养，薏米山药调胃肠

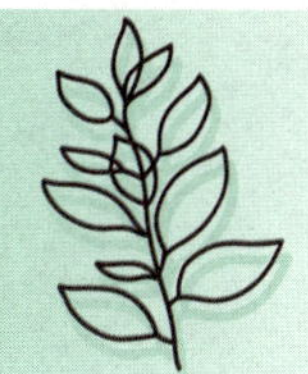

### 小偏方

1.新鲜山药200克，桂花15克，粳米50克，大枣5枚，红糖10克。将山药去皮洗净，切成约0.5厘米厚的片备用。粳米放锅中煮沸，放入山药片、桂花、红枣，小火煮半小时即成，出锅后加入红糖。

2.薏苡仁、赤小豆、芡实煮糖水代粥喝，有健脾祛湿功效，适用于急性胃肠炎病情好转后仍大便稀溏、乏力腹满者。

3.糯米100克，莲子肉30克，怀山药粉30克，大枣10枚。上述材料除（山药粉外）洗净，放入锅内，加水适量煮沸，然后用文火焖至成粥，再入山药粉并搅拌，稍煮片刻即可食用。

每年夏天，笔者所在的医院都会组织专家到社区进行疾病防治宣传讲座，其中必须要讲的一种疾病就是腹泻，俗称拉肚子。这种疾病夏秋季节比较常见，中医称之为泄泻，是指排便次数增多，粪质稀薄，或带有黏液、脓血或未消化的食物。腹泻是一种消化道疾病症状。腹泻常伴有排便急迫感、肛门不适、失禁等症

状，具体分急性腹泻和慢性腹泻两类。急性腹泻发病急剧，病程在2～3周之内。慢性腹泻指病程在两个月以上或间歇期在2～4周内的复发性腹泻。腹泻可直接引起脱水、营养不良等，具体表现为皮肤干燥、眼球下陷、舌干燥、皮肤皱褶。根据世界卫生组织的报告，全世界5岁以下的儿童死亡有20%是腹泻造成的，也就是说每年有180万孩子死于腹泻。

正常人每24小时有大量液体和电解质进入小肠，来自饮食的约2升，来自唾液腺、胃、肠、肝、胰分泌的约7升，总计在9升以上，主要由小肠吸收，每日通过回盲瓣进入结肠的液体约2升，其中90%被结肠吸收，而随粪便排出体外的水分不到200毫升，这是水在胃肠道分泌和吸收过程中发生动态平衡的结果。如果平衡失调，每日肠道内只要增加数百毫升水分就足以引起腹泻。

一般来说，夏秋季常见急性腹泻，需要及时治疗，例如，在医生指导下服用抗生素，补充体液和电解质，调整肠道菌群等。

而更多的人患有慢性腹泻，大便经常不成形，吃得稍微不合适就会加重，纤维肠镜检查提示慢性肠炎（就是肠黏膜充血、水肿，呈炎症性改变），排除器质性病变，就需要日常饮食调理，中医在这方面具有一定的优势，例如，上文介绍的3个小偏方。

中医认为，山药性味甘、平，入脾、肺、肾三经，能补脾益肾止泻，是一种物美价廉的补品，补而不腻，香而不燥。桂花气味芳香，能理气和胃止痛。大枣补益气血，健脾养胃。红糖温补，与滋补的粳米熬粥食用，可温补脾肾阳气而止泻。

薏苡仁又有苡米、米仁、珍珠米等10余种称谓，被称为“天下第一米”、“世界禾本植物之王”。薏苡仁在医药、食疗、药膳中占有重要地位，其性味甘、淡、微寒，入脾、肾、肺经，其健脾除湿作用可治疗脾虚泄泻、风湿痹痛，利水渗湿作用可治疗水肿、胸腹腔积液、小便不利；清热排脓作用可治疗肺痈肠痈、肺部感染。《本草纲目》言：“薏苡仁，阴阳药也，能健脾益胃。”薏苡仁含蛋白质较高，还含有核黄素、维生素E、钾及多种微量元素，药理研究表明其有解热镇痛、降压利水、兴奋呼吸等作用。对脾胃虚弱的腹泻患者可用之与赤小豆、高粱米、玉米煮粥。

芡实是睡莲科植物芡的干燥成熟种仁，又叫“鸡头米”，也是家常食材的一种。古代中医记载芡实的功效，可以补脾止泻，是治疗脾虚慢性腹泻的良药。

## 用于慢性腹泻的其他偏方

**中药外敷治腹泻**

1. 小茴香、丁香、肉桂、花椒各20克，分别研成细末，混合调匀，装在纱布袋里，贴在腹部肚脐，每15天换药1次，每天用热水袋敷药兜15~30分钟，7天为1个疗程。适用于慢性腹泻。

2. 白皮大蒜50 ~ 100克，用炭火煨熟后去外皮，分2次服。2天为1个疗程。

治疗腹泻的自我按摩方法：

1. 仰卧位，将两手互相摩擦至热，以手掌在小腹部做环形的推摩法（逆时针）40 ~ 50 次，以有热感透入腹内为佳。

2. 用手掌大鱼际或近掌根处按揉胃脘部 50 次（方向顺逆皆可）。提捏腹部皮肤 1 ~ 2 分钟，以腹内有热感为佳。

3. 坐位，用双手掌上下摩擦腰骶部 30 次，以透热为好。

4. 用中指指端按揉长强穴（尾骨下缘）1 分钟。

5. 点按天枢（脐旁 2 寸，约 2 横指）、中脘（脐上 4 寸，约 4 横指）、足三里（外膝眼下 4 横指，胫骨外缘 1 横指）、三阴交（内踝上 4 横指，胫骨后缘）各 1 分钟。

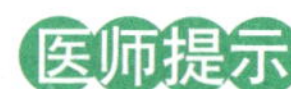

## 慢性腹泻的生活调养

平时要养成良好的卫生习惯，不饮生水，忌食腐馊变质饮食，少食生冷瓜果；居处冷暖适宜；并可结合食疗健脾益胃。一些急性腹泻病人可暂禁食，以利于病情的恢复；对重度腹泻者，应注意防止津液亏损，及时补充体液。一般情况下可给予流质或半流质饮食。

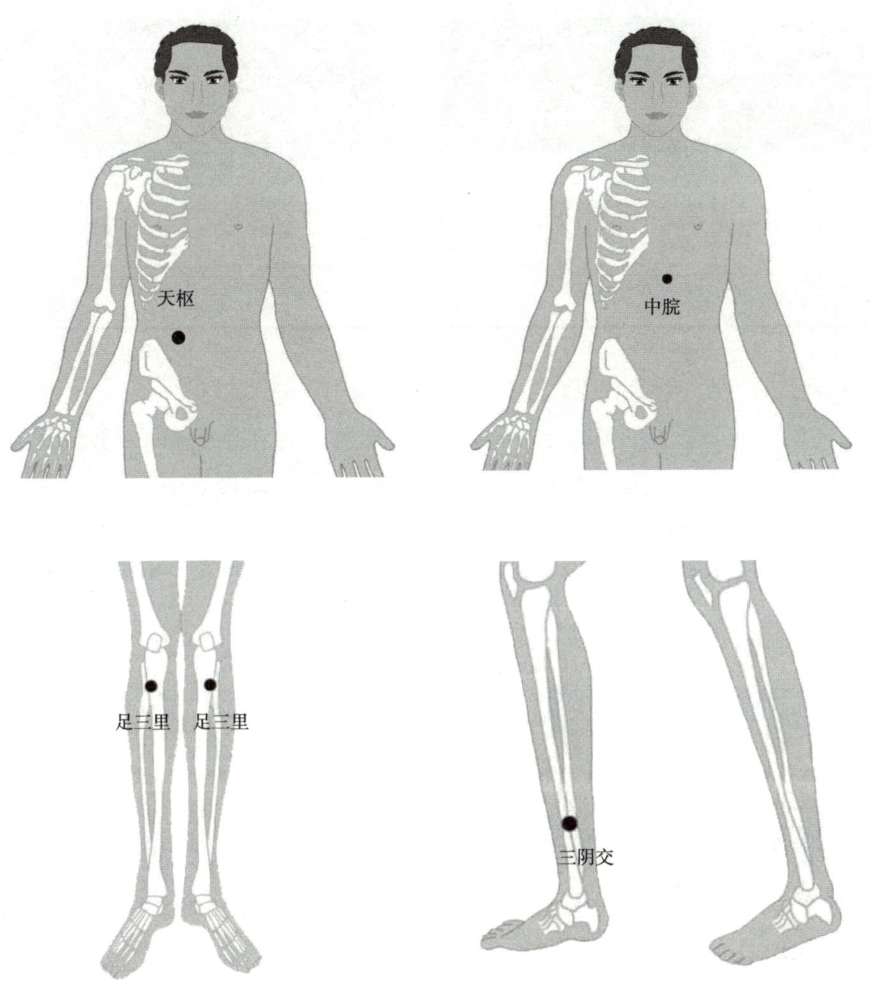


天枢、中脘、足三里、三阴交示意图

# 便秘

## ——便秘难解腹中难安，麻仁润肠轻松通便

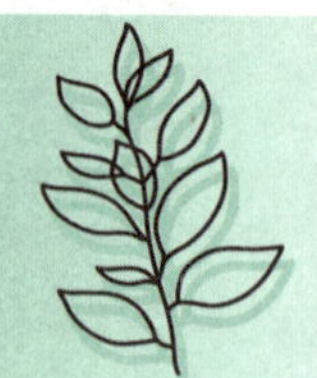

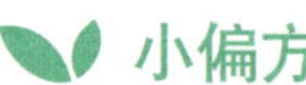

### 小偏方

火麻仁 15 克，当归 9 克。

上述材料加适量水煎煮取汁，再加蜂蜜 15 克，调匀每天分 2~3 次服下。

适用于内火实热，大便干结难下，心烦不安，口干口臭，小便少、色黄，舌质红，舌苔黄燥等实热引起的便秘。

便秘是多种疾病的一种症状，而不是一种病。对不同的病人来说，便秘有不同的含义。常见症状是排便次数明显减少，每2～3天或更长时间1次，无规律，粪质干硬，常伴有排便困难感、腹胀、腹痛、食欲减退、嗳气反胃等现象。由于正常的排便习惯差异很大，摄食种类及习惯、生活习惯、环境因素、精神状态等都可以影响排便习惯。有些正常人数天才排便1次，但无不适感，这种情况不属便秘。所以，迄今为止，还很难给便秘下一个确切的定义。

但是人们大多会根据自己的切身体会，来判断是否便秘。记

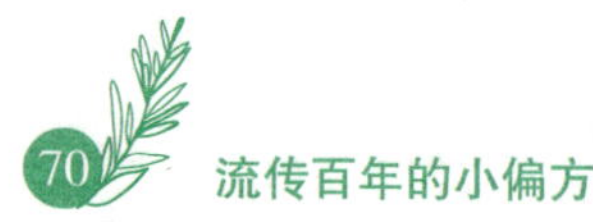

得笔者的一位邻居，才30出头，每天都能排便，但是每次排便都要坐上半个多小时，严重时还要用润滑剂促使排便。他问笔者这是不是也算便秘。我说，虽然你每天都能排便，但是排便过程却极其困难，应该按照便秘来调治。根据他的情况，属于身体津血亏虚，肠燥便干，运送无力，笔者教他用每天用火麻仁煮粥吃。过了一段时间，他说排便顺畅了，每次不用那么长时间了。笔者告诉他，这种治便秘的药食应当适可而止，不能长时间服用。既然症状改善了，不需再用火麻仁了。可以每天早晨空腹喝一杯蜂蜜水，晚餐时吃点黑芝麻粥，慢慢调养，以巩固疗效。

便秘在程度上有轻有重，在时间上可以是暂时的，也可以是长期的。由于引起便秘的原因很多，也很复杂，因此，一旦发生便秘，尤其是比较严重、持续时间较长的便秘，应及时到医院检查，查找引起便秘的原因，以免延误原发病的诊治，才能及时、正确、有效地解决便秘的痛苦。切勿自己滥用泻药。

便秘可分为急性和慢性两种情况，急性便秘病因明确，多由急性疾病引起，主要表现为原发病的临床表现。而慢性便秘多无明显症状，但神经过敏者，可主诉食欲减退、口苦、腹胀、嗳气、发作性下腹痛、排气多等胃肠症状，还可伴有头昏、头痛、易疲劳等神经官能症症状。症状的发生可能与肠蠕动功能失调有关，也可与精神因素有关。由于粪便干硬，或呈羊粪状，患者可有下腹部痉挛性疼痛、下坠感等不适感觉。有时左下腹可触及痉挛的乙状结肠。有的顽固性便秘者粪便硬如羊粪，且数量极少。

从中医角度讲，引起便秘有几种情况：一是胃肠积热，二是气机郁滞，三是气血亏虚，四是阴寒凝滞，导致脾不能正常运化，大肠传导失常而引起大便干结不通，或排便时间延长，或便质虽不干结但排出困难，甚至伴有饮食不下、腹胀、腹痛等症状。中医治疗便秘以通腑为常规疗法，在具体运用时应当根据证候的虚实，采用不同的方法。

像上面提到的这个病人，就属于气血亏虚引起的便秘，所以用质润多汁、味甘性平的火麻仁，既能够润燥滑肠，还有滋养补虚作用，所以对于体质较为虚弱、津血枯少的肠燥便秘非常有效。

## 用于便秘的其他偏方

1. 柏子仁 10 ~ 15 克，粳米 50 ~ 100 克，蜂蜜适量。先将柏子仁去尽皮、壳、杂质，捣烂，同粳米煮粥，待粥将熟时，加入蜂蜜，稍煮一二沸即可。每日服 2 次，3 天为 1 个疗程。具有润肠通便、养心安神的功效，适用于长期便秘、习惯性便秘或老年性便秘，并且可以改善睡眠。

2. 松子仁 25 克，粳米 100 克，食盐适量。将松子仁、粳米分别淘洗干净，放入锅中，加清水、食盐，旺火烧沸后再改用小火煮至粥成。用于肠燥便秘，尤其适合老年人或体虚者。本品滋补强壮，虚弱羸瘦者也可食用。

3. 黑芝麻 25 克，粳米 50 克。黑芝麻炒熟后研细末备用，粳米淘洗干净，与黑芝麻末放入锅内，加清水，用大火烧沸，再改用小火煮至成粥。

4. 润肠通便蔬果汁：

（1）马铃薯汁：取马铃薯适量，洗净，用榨汁机榨出汁来，每天饮用

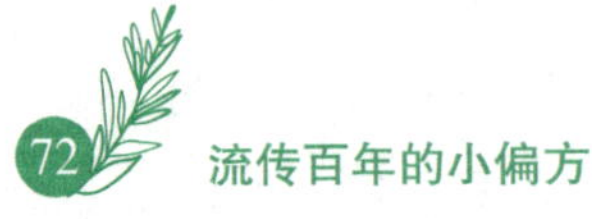

该汁两次，每次饮半杯，早晨空腹时和午饭后各饮 1 次。

（2）桑葚汁：取鲜桑葚 100 克，用清水冲洗干净，榨取汁液，煮沸后晾温，每日 2 次，连服 1 周。

（3）蜂蜜甘蔗汁：取蜂蜜、甘蔗汁各 1 小杯拌匀，每日早晚空腹饮服。

（4）沙葛汁：取沙葛、蜂蜜各适量。将沙葛去皮，捣汁，兑入蜂蜜，用凉开水冲服即可。

医师提示

## 便秘的日常调养

1.养成定时排便的习惯。

要确定一个适合自己的排便时间（最好是早晨），到时候不管有无便意，或能不能排出，都要按时蹲厕所，只要长期坚持，就会形成定时排便的条件反射。

2.调整饮食。

便秘患者平时应多吃一些含纤维素多的食物，如粗制面粉、糙米、玉米、芹菜、韭菜、菠菜和水果等，以增加膳食纤维，刺激和促进肠道蠕动。芝麻和核桃仁有润肠作用，老年人可适当多吃一点儿。

3.适当多饮水。

便秘患者每天早晨空腹时最好能饮一杯温开水或蜂蜜水，以增加肠

道蠕动，促进排便。平时也应多饮水，不要等到口渴时才喝水。

4.适当参加体育运动。

便秘患者应适当参加体育运动，特别是要进行腹肌锻炼，以便增强腹部肌肉的力量，促进肠蠕动，提高排便能力。对于因病长期卧床的老年人，家人可给其做腹部按摩，由右上腹向左下腹轻轻推按，以促进其肠道蠕动。

5.保持乐观的情绪。

精神紧张、焦虑等不良情绪可导致或加重便秘，因此，便秘患者要经常保持心情愉快，不要动辄生气上火，以避免便秘的发生。

# 肝炎

## ——慢性肝炎易传染，首选茵陈金钱草

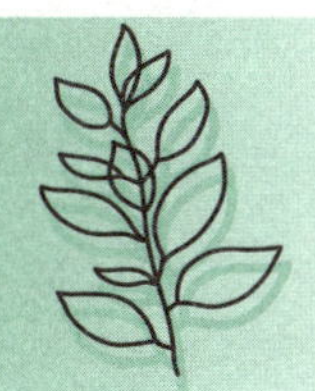

### 小偏方

1. 茵陈蒿 120 克，鸡蛋 2 个，玉米面 30 克。将茵陈蒿研成末备用，每次取茵陈面 15 克，与鸡蛋、玉米面调匀，蒸熟食用。对慢性肝炎兼有黄疸具有较好的食疗作用。

2. 金鸡饮：金钱草 30 克，鸡内金 10 克，红花 3 克。将 3 味药共煎汤，每日分 2 ~ 3 次饮用。具有活血化瘀、清化湿热、健脾消食的功效，适用于慢性肝炎伴有消化不良。

记得20世纪60年代，全国的经济生活比较困难，因为慢性肝炎、肺结核属于消耗性疾病，必须给予足够的营养补充，所以，有关部门对于这类病人还是给予伙食补助的。慢性肝炎是病毒性肝炎的慢性期，主要表现为食欲不振，疲乏无力，上腹不适。严重者消瘦、面色灰暗、黄疸等。慢性肝炎多见于乙型肝炎，病程多在1年以上，其临床表现的轻重与肝炎有无活动性相关。一般有食欲减退、疲乏无力、腹胀、腹泻、肝区痛、低热等症状，肝功能损害较轻。

患者一般情况较差，部分可有黄疸，有蜘蛛痣和肝掌，肝脾肿大，质地较硬。血清转氨酶多持续增高，血清蛋白电泳可见球蛋白增加，可有轻度出血倾向，如牙龈出血和紫癜。可见血小板减少，凝血酶原时间延长。少数患者最后可发展成肝硬化。

根据国际工作小组1994年底在世界胃肠病大会上建议的原则，我国肝病专家在1995年第五次全国传染病会议上，对病毒性肝炎防治方案进行修改。无论是乙型、丙型、丁型或新型病毒引起的慢性肝炎，均被划分为轻度、中度、重度三类。应当重视的是，慢性肝炎并发症较普遍，如慢性胆囊炎、肝性糖尿病、乙肝相关性肾病等，特别是慢性肝炎极易演变为肝硬化，造成严重后果，所以慢性肝炎患者要及时治疗和调养。

中医治疗慢性肝炎的首选药物是茵陈蒿和金钱草，早在2000年前的东汉时期，“医圣”张仲景就把茵陈蒿用作治疗肝胆疾病的主要药物。现代中医临床中使用茵陈蒿治疗各型肝炎，实验也证明茵陈蒿汤煎剂有促进肝细胞再生的作用。

笔者曾到过江浙等地进修，由于工作习惯，每逢假日都会走访当地的民间中医。有一次同一位中医在山里边走边聊天，他对笔者讲，当地人治疗慢性肝炎基本不去医院，家里人都进山采摘茵陈蒿煮水喝，就能控制肝炎病情。笔者一听这不正与传统中医的方法一样的吗。当时不由得感叹，中医其实就是源自民间的生活实践，民间生活也蕴藏着中医的许多精华。

再说说金钱草。此草又叫“神仙对坐草”，因为这个草两叶

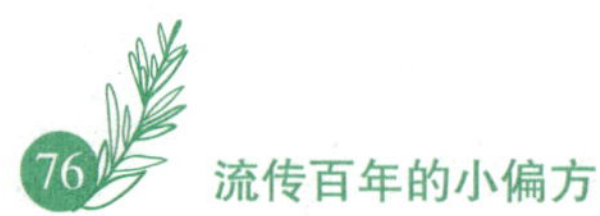

相对，青圆似佛耳草，夏天开小黄花，每节间有二朵相对，故此得名。金钱草性味甘淡而凉，能利胆消炎，也是治疗慢性肝炎的良药。中医讲肝属木，脾胃属土，肝功能不好时，会影响脾胃的消化功能。所以“金鸡饮”中加了鸡内金，以促进脾胃的消化作用。

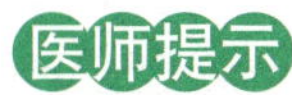


## 慢性肝炎饮食禁忌

1.严禁饮酒，尽量少吸烟。

2.控制脂肪摄入：不喝浓鸡汤、浓肉汤，限制肥肉、鱼子、脑髓等高胆固醇食物（蛋黄每天最好不超过两个）的摄入。

3.少用或不用葱、蒜、辣椒、芥末等对肝细胞有刺激的辛辣调味品。

4.腹水病人应限制摄入水量在每天1500毫升以下（包括饮水及饮食中的水分在内），控制食盐量在每日2克以内。

5.肝硬化病人忌食粗纤维，以防引起出血。

6.严重黄疸病人应限制脂肪及过量的蛋白质摄入。

# 脂肪肝

## ——脂肪肝不易察觉，活血化瘀降血脂

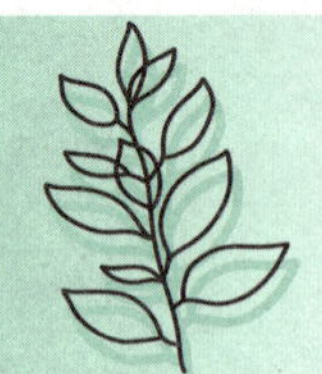

### 小偏方

丹参、山楂各 6 克，红枣 5 枚。

将上 3 味药加适量水煎煮，取汁，每日代茶饮用。

此方具有活血化瘀、行气消积的功效，适用于气滞血瘀型脂肪肝。

脂肪肝是指由于各种原因引起的肝细胞内脂肪堆积过多的病变。脂肪性肝病正严重威胁国人的健康，成为仅次于病毒性肝炎的第二大肝病，已被公认为隐蔽性肝硬化的常见原因。脂肪肝是一种常见的临床现象，而非一种独立的疾病。其临床表现轻者无症状，重者病情迅猛。一般而言，脂肪肝属可逆性疾病，早期诊断并及时治疗常可恢复正常。

近几年来，不断有亲戚朋友问笔者，说在体检时大夫告知有轻度脂肪肝或中度脂肪肝，需要减肥降脂，等等。他们问笔者脂肪肝是怎么回事？怎么平时一点感觉都没有就患上了呢？面对这些疑问，笔者也进行了深入的思考，结合医学理论，总结脂肪肝的发病率逐年上升的原因，

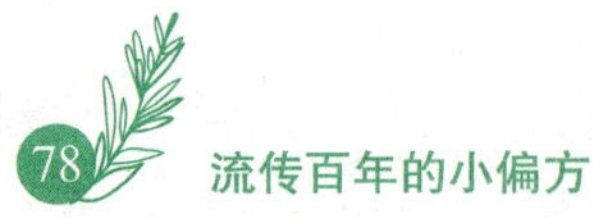

不能单纯从医学及疾病的角度看待，更应该从社会生活角度反思。

笔者经常为小区居民作一些健康知识讲座，也听到许多人讲述自己的生活和健康情况，使笔者更加深切地感受到，所谓的“生活方式病”背后的社会生活因素。就像一位邻居说的，他在上学时每天打球、跑步，参加各种体育活动，身体状况极好。谁知，上班之后，随着工作繁忙，不停地加班，连节假日都要坐办公室，上下班开车，活动时间几乎没有了，再加上交际应酬，难免觥筹交错，这样的状态持续了好几年，不知不觉中就患上了脂肪肝。身体开始感到疲惫，越发懒于运动了，他也感觉情况不妙。现在开始强制自己控制饮食，加强锻炼。笔者对他说，脂肪肝还属于肝脏疾病的可逆阶段，如果及时控制，还可以改善肝脏功能。下面笔者从医学角度为大家讲讲脂肪肝的来龙去脉。

正常人的肝内总脂肪量，约占肝重的5%，内含磷脂、甘油三酯、脂酸、胆固醇及胆固醇酯。脂肪量超过5%为轻度脂肪肝，超过10%为中度脂肪肝，超过25%为重度脂肪肝。当肝内总脂肪量超过30%时，用B超才能检查出来，被B超检查确诊为“脂肪肝”。而脂肪肝患者，总脂量往往可达40%~50%，有些达60%以上，其中主要是甘油三酯及脂酸，而磷脂、胆固醇及胆固醇酯只少量增加。

由此可见，简单地说，脂肪肝就是肝脏的脂肪多了，肝脏肥胖了。我们知道，脂肪是由饮食摄入而来，饮食中的脂肪含量多了，摄入人体的脂肪也随之增多，而运动又明显不足，不能及时消耗掉，最终导致脂肪肝的形成。所以说，脂肪肝与人们的生活方式、饮食方式有密切关系，也可以说是随着经济生活的提高，产生的“富贵病”。

脂肪肝的病人多无自觉症状，或仅有轻度的疲乏、食欲不振、腹胀、嗳气、肝区胀满等感觉。中重度脂肪肝有类似慢性肝炎的表现，可有食欲不振、疲倦乏力、恶心、呕吐、体重减轻、肝区或右上腹隐痛等。

脂肪肝处在肝脏病变的中间地段，继续发展可导致肝硬化等严重疾病，及时防治可恢复正常。但是轻度脂肪肝多无临床症状，极易被忽视，很多人都是在体检时偶然被发现的。

脂肪肝是西医的病名，相当于中医的“胁痛”、“黄疸”等病证的范畴，而且中医药对脂肪肝具有较好的治疗调节作用。从中医角度看，脂肪肝多由肝胃不和、肝气郁结、痰瘀阻滞引起，治疗以疏肝解郁、活血化瘀为主。所以，上文小偏方选用丹参，具有活血祛瘀的作用，实验研究表明，丹参中的丹参素对内源性胆固醇合成有抑制作用，可有效控制血脂。而山楂既能行气又能散瘀，能够降低血清胆甾醇，是治疗脂肪肝的首选中药。

## 用于脂肪肝的其他偏方

1. 丹参陈皮膏：取丹参100克，陈皮30克，蜂蜜100毫升。先将丹参、陈皮加水煎，去渣取浓汁，再加蜂蜜浓煎收膏，放入瓷瓶或玻璃瓶中。每次取20毫升用温水送服，每日2次。本方具有活血化瘀、行气祛痰的功效，适用于气滞血瘀型脂肪肝。

2. 佛手香橼汤：取佛手、香橼各6克，白糖适量。先将佛手、香橼加适量水煎，去渣取汁，加白糖调匀，每日2次。本方具有疏肝解郁、理气化痰的功效，适用于肝郁气滞型脂肪肝。

3. 丹参山楂蜜饮：取丹参、山楂各15克，炙甘草3克，蜂蜜30毫升。先将丹参、山楂、炙甘草加水煎，去渣取汁加蜂蜜，再煎几沸，每日2次。本方具有活血化瘀、疏肝健脾的功效，适用于瘀血阻络型脂肪肝。

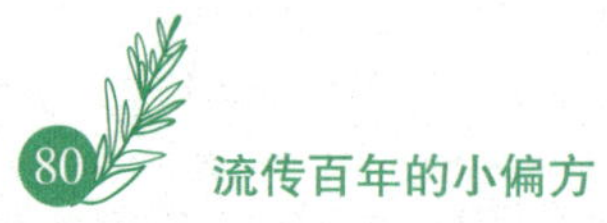

医师提示

## 防治脂肪肝的9类食物

1.首选对肝脏没有毒性的药食兼用食品，如山楂、制首乌、雪莲果等。

2.燕麦：含极丰富的亚油酸和丰富的皂苷素，可降低血清胆固醇、甘油三酯。

3.玉米：含丰富的钙、硒、卵磷脂、维生素E等，具有降低血清胆固醇的作用。

4.海带：含有丰富的牛磺酸，可降低血及胆汁中的胆固醇；还含有食物纤维褐藻酸，可以抑制胆固醇的吸收，促进其排泄。

5.大蒜：含硫化物的混合物，可减少血中胆固醇，阻止血栓形成，有助于增加高密度脂蛋白含量。

6.苹果：含有丰富的钾，可排出体内多余的钠盐，维持正常的血压。

7.牛奶：因含有较多的钙质，能抑制人体内胆固醇合成酶的活性，可减少人体内胆固醇的吸收。

8.洋葱：所含的烯丙二硫化物和硫氨基酸，不仅具有杀菌功能，还可降低人体血脂，防止动脉硬化；可激活纤维蛋白的活性成分，有效地防止血管内血栓的形成；前列腺素A对人体也有较好的降压作用。

9.甘薯：甘薯含有较多的纤维素，能吸收胃肠中较多的水分，

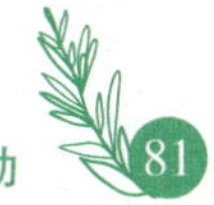

润滑消化道，起通便作用，并可将肠道内过多的脂肪、糖、毒素排出体外，起到降脂作用。

此外，胡萝卜、花生、葵花子、山楂、无花果等也可以起到降脂作用，脂肪肝患者不妨经常选食。

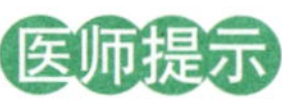


## 脂肪肝的日常调养

首先，找出病因，有的放矢地采取措施。如长期大量饮酒者应戒酒。营养过剩、肥胖者应严格控制饮食，使体重恢复正常。有脂肪肝的糖尿病患者应积极有效地控制血糖。营养不良性脂肪肝患者应适当增加营养，特别是增加蛋白质和维生素的摄入。总之，去除病因才有利于治愈脂肪肝。

其次，调整饮食结构，提倡高蛋白质、高维生素、低糖、低脂肪饮食。不吃或少吃动物性脂肪、甜食（包括含糖饮料）。多吃青菜、水果和富含纤维素的食物，以及高蛋白的瘦肉、海鱼、豆制品等，不吃零食，睡前不加餐。

还有，适当增加运动，促进体内脂肪消耗。每天跑步，每小时至少6公里才能达到减肥效果。仰卧起坐或健身器械锻炼都是很有益的。

最后，药物辅助治疗。脂肪肝并不可怕，早期发现，积极治疗，一般都能痊愈，且不留后遗症。值得指出的是，脂肪肝的预防工作应从儿童做起，尤其是独生子女，不能想吃什么就给什么，活动又少，一旦变成“小胖墩”，恐怕已有脂肪肝了。

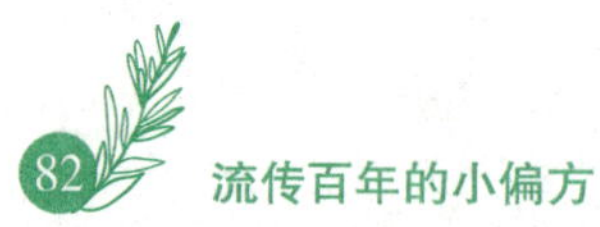

# 心悸

## ——心跳慌慌难自制，三七景天可稳心

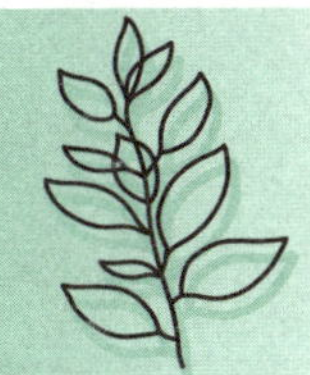

### 小偏方

1. 三七花茶：将三七花洗净，用清水浸泡 5 ～ 10 分钟，再放入蒸锅内隔水蒸 10 分钟。将蒸过的三七花放在阳光下晒 1 ～ 2 天，装入密封袋中保存。可每天服 2 次，每次 3 ～ 5 克，用开水冲泡后代茶饮用。
2. 每次取红景天（药店有售）5 克，冲入沸水 150 ～ 200 毫升，加盖浸泡 15 分钟后饮用，每天上下午各 1 次。

某年夏天一个晚上，笔者家小区里的几个老棋友像往常一样聚到院子里的八角亭里下棋。突然老王捂着胸口说我这心跳又开始了，正好笔者从旁边路过，老王急忙对笔者说：“王大夫，您给我看看吧，这阵子每天都会感到心跳得厉害，过一会儿又没事了。”笔者用手按着老王的心尖搏动点，立即感到他的心跳异常剧烈，当时来不及找药，笔者急忙点按他的内关穴，过了一会儿，老王的心跳平缓下来。老王问笔者这是怎么回事。笔者初步判断老王属于典

型的心悸症状，并建议老王平时可以选用上述的两个小偏方。

心悸是一种常见症状，俗称“心跳”、“心慌”，患者自觉心跳或心慌，伴有心前区不适感。当心率缓慢时常感到心脏搏动强烈，心率加快时感到心脏跳动，甚至可感到心前区振动。尤其秋冬季节温差较大时，上年纪的人易出现心悸、头晕，这是寒冷刺激引起血管痉挛导致的，是心绞痛和脑梗死的重要诱因。

上面给大家推荐的小偏方中，选取了中医治疗心悸比较有效的两种药，一是三七，一是红景天。

三七性温，味甘苦，具有活血化瘀的功效。一般来说，三七花配茶叶较适合有乏力和胸闷等心前区不适症状、心电图有轻度异常改变，且伴有心悸症状的患者使用。

红景天的主要成分红景天苷，能促进心脑血液循环，增加主动脉、冠状动脉血流量，对心脑缺血、缺氧有明显的保护作用。此外，红景天苷还具有清除自由基和抗氧化损伤的显著功效，可有效保护神经系统。饮用红景天茶可使心悸症状得到有效改善。中医认为，秋冬老人心悸、头晕多为气血不足引起，红景天可补元气、养阴血、活血脉。

### 用于心悸的其他偏方

1. 小麦甘草汤：浮小麦50克，甘草10克，百合15克，大枣10枚，生龙骨15克。将生龙骨先煎20分钟后，再与其他药一起煎，每日1剂，分2次服。

2. 茉莉花茶饮：茉莉花、石菖蒲各5克，干茶叶10克。三种材料共研粗末，每日1剂，沸水冲泡，随意饮用。

3. 中药贴敷治疗心悸：取五灵脂 15 克，蒲黄 10 克，柴胡 10 克，郁金 18 克，当归 30 克。将上药共研粉末，蒸馏水适量调为糊状，外用于患者肚脐部及内关穴（腕横纹中点上 2 寸），用胶布固定。

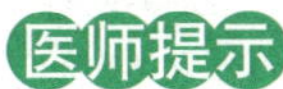


## 心悸的日常调养

1.注意调节情志，防止喜怒等七情过极。避免惊恐刺激及忧思恼怒等。

2.适当注意休息，减少房事。

3.少进食含动物脂肪多的饮食，少进咸、辣和酒、浓茶、咖啡等。

4.适当参加体育锻炼，如散步、太极拳、体操、气功等，注意预防感冒等。

# 糖尿病

## ——千古名方缫丝汤，预防糖尿保健康

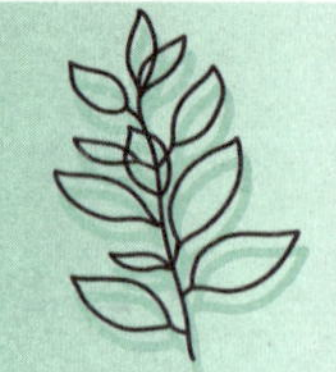

### 小偏方　缫丝物（蚕茧水）

蚕茧（最好取白色）2~3 个。

蚕茧剪开后，去掉里面的蚕蛹，然后将蚕茧剪碎，可以放入饮水机的开水锅中，也可以加水在锅中煮开 5 ~ 10 分钟后饮用，每日 1 剂。

笔者曾经采访过中国中医科学院的一位专家、硕士生导师，这位专家人到中年，在中医方面颇有造诣，临床诊疗病人无数，效果非常好。他不仅中医功夫了得，口才也很好，他认为中医到了一定境界是“执简而驭繁”，“活学活用”，即用极为简单的方法包括方子来治疗疾病。在谈话过程中，他起身给笔者倒茶，笔者注意到他从抽屉里拿出一些东西，剪了剪扔进了饮水机的开水锅中。笔者很好奇，问是什么东西，他笑了笑：“你知道缫丝汤吗？”笔者说：“知道啊，是《本草纲目》中的名方啊！”他又问：“那你知道缫丝汤具体是什么东西吗？”笔者还真是一头雾水。他笑了笑，

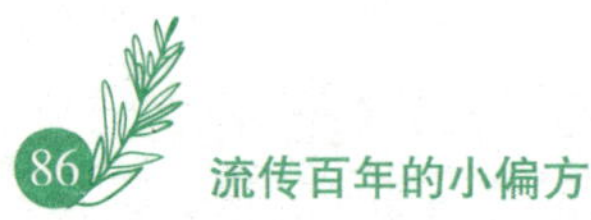

说其实缫丝汤就是蚕茧煮的水。他刚才剪的正是嘱托朋友从南方捎回来的蚕茧（去掉蚕蛹），将蚕茧剪碎了放在开水锅里一煮，不就是缫丝汤嘛。他还说，以前南方缫丝厂的工人几乎没有得糖尿病、高脂血症的，应该和常年接触蚕茧煮的水即缫丝汤有关。也就是说，缫丝汤可以治疗和预防糖尿病、高脂血症。《本草纲目》提到缫丝汤时，是用于治疗消渴病，即今天的糖尿病。糖尿病一般有家族史，即家中的亲人尤其是长辈中容易有同类患者，所以预防特别重要，把缫丝汤用于预防糖尿病，比治疗的价值更大。他还说，他向许多人推荐过这个偏方，大家都说效果不错。说到这里，笔者似乎真正明白了中医活学活用、来自生活的特点。

糖尿病是现代生活常见病，近年来发病率越来越高。据统计，2011年中国取代印度成为全球糖尿病发病率最高的国家，发病率达到6.7%，而且糖尿病的高危人群也在扩大，已经达到1.5亿人，糖尿病的防治刻不容缓。糖尿病分为1型和2型两种。1型糖尿病主要是胰腺分泌胰岛素出现障碍，发病比较早，治疗主要是依赖胰岛素注射；2型糖尿病则主要是一种生活方式病，像饮食结构、锻炼与否和年龄，都会影响其发生和发展。所以对于2型糖尿病，预防特别重要。国际糖尿病联盟主席吉恩·克劳德·穆班亚教授说："20年前我来中国，中国没有麦当劳、肯德基，而且车也比较少，大家锻炼机会比较多，当时2型糖尿病不是大问题。但现在中国遍地都是麦当劳、肯德基，到处都是车，大家的锻炼机会少多了，因此2型糖尿病在中国已经成为燃眉之急。回归健康生活方式，就是减少发病最好的方法。”糖尿病典型的表现是“三多一少”，即吃的多，喝的多，尿的多而体重减少，乏力。

糖尿病在中医称为消渴病。中医一般是根据症状来命名疾病，消渴病正是如此。所谓消，对应着上面说的体重减少（消瘦）和乏力；所谓渴，对应着上面说的喝的多。中医认为，糖尿病的发生主要与阴虚有关，根据病情轻重，又分为肺阴虚、胃阴虚和肾阴虚的不同。阴阳平衡是机体健康的前提条件，阴液不足，机体失于滋润，就会生燥生热，就像自然界久不下雨，土地干旱、天气燥热一般。燥热反过来会消耗更多的阴液，结果就形成了恶性循环，所以糖尿病就会越来越严重。针对糖尿病的病因，治疗和预防也必须从养阴入手，配合清热，但以养阴为主，滋养阴液贯穿了糖尿病治疗和预防的始终。

缫丝汤就用一味药，即蚕茧，别名蚕衣、茧黄、蚕茧壳，入药最早见于《本草纲目》。《本草纲目》认为蚕茧古代药方中经常使用，但中药类的书籍并没有将其列入，是因为随着时代变迁、文字缺如的缘故。用蚕茧煮汤治疗糖尿病，古代的医生认为效果很好。金元时期的中医大家朱丹溪认为蚕茧能“泻膀胱中相火，引清气上朝于口，故能止渴也”。所以用蚕茧一种药治疗或预防糖尿病历史悠久，只是被人们忽略了。在人们越来越崇尚自然疗法，用毒性最小、最简洁的方法获得健康的今天，缫丝汤就显得更为难得。所以，有糖尿病家族史的高危人群，不妨把缫丝汤作为日常的保健饮品，防患于未然；而已经患有2型糖尿病的人群，可以把缫丝汤作为辅助疗法的一种，在医生指导下使用。

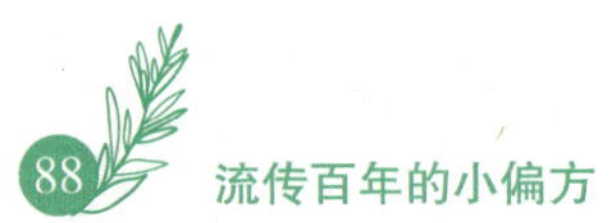

## 用于糖尿病的其他偏方

1. 鲜南瓜 200 ~ 250 克。将南瓜洗净切块，加水煮至南瓜烂熟即可，饭后分两次服。用于糖尿病轻、中型患者。

2. 雪花梨或大鸭梨若干，口渴时吃一两个；若没有鲜梨，也可以用白萝卜(味道偏甜者)代替，或用雪花梨或大鸭梨干泡汤，喝水吃渣，与吃鲜梨有同样的效果。

3. 西瓜皮、冬瓜皮各 15 克，天花粉 12 克，水煎服。

4. 鲜梨 100 克，鲜荸荠 100 克，鲜藕 100 克，麦门冬 500 克，鲜芦根 100 克。将上述 5 种物品分别绞碎如泥，用布拧汁或榨挤汁。若麦门冬及芦根不易挤汁时，可在绞碎后加等量凉开水，浸润 30 分钟后再挤汁。将五汁混合均匀后即可饮用。

5. 鲜山药 90 ~ 120 克蒸熟，每次饭前吃。

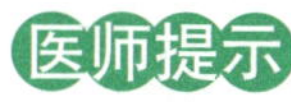


## 糖尿病的日常调养

1.日常生活中发现有吃的多、喝的多、尿的多而体重减少、乏力的“三多一少”症状时，早点就医。对于家族有糖尿病病史者，半年或一年检查一次血糖和尿糖。

2.合理调配饮食。少进甜食，根茎类蔬菜如土豆、甘薯等。增加粗纤维食物的摄入如糙米、玉米、豆类、绿叶蔬菜、白菜、绿豆芽、黄瓜、芹菜、西红柿等。多食用优质蛋白如瘦肉、蛋、奶、鱼类。选用植物油，少进动物内脏类食物等。

3.加强锻炼，生活要有规律。

# 高脂血症

## ——山楂首乌荷叶水，调理血脂真实惠

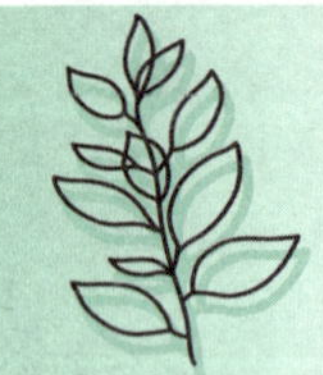

### 小偏方

炒山楂 5 克，干荷叶（切碎）5 克，制首乌 10 克。

将上述 3 种材料用清水洗净，入砂锅中煮沸 20 分钟后饮用，每日 1 剂，分 2 次服用。

笔者刚当大夫那会儿，见到过不少高脂血症的病人。在笔者的印象中，这些病人一般都是体型肥胖或臃肿的中老年人。但随着行医年头的增加，笔者发现，现代社会患高脂血症的病人越来越多，表现却各式各样，有外表看起来比较肥胖的人群，也有看起来干瘦干瘦的人群，尤其是后者的人数越来越多。最典型的一个例子是笔者遇到的一位高级知识分子，她是北京大学心理学教授，六十多岁了，从外表看来精瘦精瘦的，人显得很年轻，精神却很焦虑。她跟笔者说自己的各项血脂指标，例如甘油三酯、总胆固醇、低密度脂蛋白都比较高，其他医生说这样下去，特别容易动脉硬化什么的，

希望笔者给她调理一下。笔者问她希望用中药还是西药，她说西药吧，于是笔者给她开了降血脂的几种西药。过了2个月，她又来了，也带来了血脂化验单，一看血脂降下来了，但标志肝功能的几项指标却出现了异常。笔者告诉她，降血脂的西药容易伤肝肾，要不换成中药吧，她也同意了。笔者仔细询问了她的病史，她没有什么明显的症状，平时生活很规律，喜欢吃素食，只是感觉体力差一些，于是推荐了上面所说的山楂首乌荷叶水。她开始比较诧异，说3味药能把血脂降下来吗？笔者建议试试看，并嘱咐她加强锻炼，放松心态。后来她一直没有来。一年后笔者在超市偶尔碰见她，她一面感谢笔者，一面说自己血脂已经正常了，并把这个小偏方推荐给很多高脂血症的亲戚朋友，有的人用了还真挺有效的。

大家都知道，高脂血症是现代社会的常见病，也是导致心脑血管疾病的罪魁祸首。监测血脂的指标主要有4项：甘油三酯、总胆固醇、低密度脂蛋白胆固醇和高密度脂蛋白胆固醇，其中前3项越高（超过正常高值越多）说明病情越重，而最后一项却是保护性指标，也就是说高密度脂蛋白胆固醇水平越高，对健康越有益处。血脂异常可以引发脂肪肝，还容易得糖尿病。最重要的是，血脂高了，血液变得黏稠，血脂容易堆积到动脉壁上，形成动脉粥样硬化；动脉粥样硬化进一步发展，就是冠心病、脑梗塞甚至心肌梗死。所以对于血脂升高一定要早期就引起重视。西医降血脂的药不少，但用量大或用药时间长容易出问题，主要是引起肝功能异常，尤其是中国人的肝脏比较脆弱，更容易受到损伤，这时就可以考虑从中医药中找出路。

像上面提高的那位高级知识分子就是典型的例子。她这种情况的高脂血症在现代社会越来越多，饮食很注意，导致血脂增高的外源性因素（如进食过多的高脂类食品）并不明显，其血脂升高的主要原因是机体代谢出了问题，即血脂摄入不多，但代谢不出去，积累在体内，所以越来越多。用西药治疗又容易引起肝脏受损。这种情况从中医角度而言属于肝肾功能不足。肝对人体内“气”的正常运行有重要作用，而肾主人体内水的运行，二者功能不足，气不能推动水的运行，就会形成中医所说的“痰湿”（即血脂升高，血液黏稠）。其治疗一方面在于补益肝肾，另一方面在于化湿活血，促进血液中脂类的代谢，脂类的分解代谢加快了，血脂自然就会趋于正常。上文所说的山楂荷叶首乌水正是遵从这一原理来调理血脂，使之逐渐达到正常水平的。

山楂又名红果、山里红等，酸甜可口，是人们比较喜欢的水果，也是一味非常好的中药。人们都知道，山楂有通血脉、助消化、化瘀血的作用，这是因为中医认为，山楂归脾胃经，能够促进脾胃的运化和血脉的通畅。西医所说的血脂沉积，笔者认为和中医说的瘀血类同，山楂活血的作用可以防止血脂的沉积，阻断高脂血症对血管的损害。其实，现代药理研究表明，山楂确实有降低血脂的作用，能抑制胆固醇的合成，尤其是降低血中的总胆固醇含量，消除动脉硬化的潜在因素。

荷叶有两大功效：一是减肥瘦身，二是调节血脂。有很多名老中医治疗高脂血症时经常在方中使用荷叶这味药。例如中华中医药学会脑病专业委员会委员吴圣贤教授就非常推崇荷叶在降血脂方面的功效。吴教授临床碰到单纯血脂高、没有其他疾病的患者，往往只开荷叶一味药泡茶喝，1个月就有疗效。

我们再来看一下制首乌这味药。人们都知道制首乌可以延年益寿、抵抗衰老，其原理在于制首乌专入肝肾二经，能够补养肝肾真阴，促进肝肾功能，其功能在地黄之上，被称为“益寿延年”的第一要药。上文说过，对于肝肾功能不足的高脂血症人群，补肝益肾是一种根本的治法。所以制首乌和山楂、荷叶相配合，从根本上加快机体内血脂的代谢，如果再加上有意减少血脂的摄入、多锻炼，将血脂调节在正常水平应该不是难事。

**用于高脂血症的其他偏方**

1. 玉米须适量，煎水代茶饮用。
2. 花生米适量，置醋中浸泡三五日后食用，每次10颗。
3. 冬瓜皮30克，南瓜皮30克，荷叶30克。水煎服，每日2次。
4. 白木耳、黑木耳各10克，冰糖5克。白木耳、黑木耳用温水泡发后，放入碗中，加入水和冰糖，上屉用文火蒸1个小时左右后食用，每日1剂。

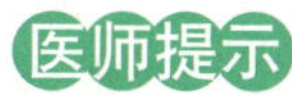


## 制首乌使用注意事项

用于滋养肝肾时，注意用制首乌。生首乌性寒，有滑肠的作用，吃了很不舒服，严重的还会拉肚子。

# 失眠

## ——漫漫长夜难入眠，“东方睡果”助安眠

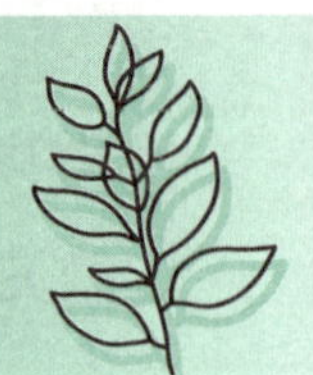

### 小偏方　酸枣仁

1. 酸枣仁 3 ～ 5 克研粉，临睡前 1 小时温开水冲服。
2. 酸枣仁 30 克，用纱布包好，粳米 100 克，一同煮粥食用；或者用炒酸枣仁 20 克，加适量清水煎煮 20 ～ 30 分钟，取汤汁饮服。

记得小时候，父亲教笔者读《诗经》，第一篇就是大家耳熟能详的“关雎”，读起来朗朗上口，“关关雎鸠，在河之洲。窈窕淑女，君子好逑……求之不得，寤寐思服。悠哉悠哉，辗转反侧。”当时觉得读着挺有趣，也没有太深的理解，长大后逐渐明白其中的意味了。关雎鸟在河中沙洲鸣唱，一个纯洁美丽的好姑娘，小伙子殷切地在追求。追求却没能如心愿，日日夜夜牵挂在心头。长夜漫漫不到头，小伙子翻来覆去难成眠。原来这个小伙子因为恋慕那个姑娘，日思夜想得竟然失眠了。看来失眠是古今通病了，即使是年轻人也会因为这样那样的情况发生失眠。好在这个小伙子只是心理

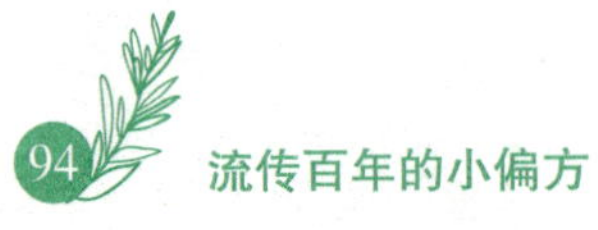

性失眠，估计他追求到那位姑娘就不会失眠了。

笔者选择医学专业也是有生活背景的因素。笔者的家乡有位老中医，家里有好些装中药的坛坛罐罐，小时候觉得好玩，常去看他给人看病、抓药，经常有治愈的病人来看望老中医，表达感谢之情，这在笔者的内心留下深刻的印象，所以考大学时毫不犹豫地选择了医学专业。每到寒暑假回家，笔者都要到老中医那里抄方、随诊，实际体验了学校里学到的知识。其中也遇到不少失眠的人。

记得有一位县城里的中学校长来看病，说半年前开始入睡困难，每晚躺在床上翻来覆去睡不着，不知过多长时间才能迷迷糊糊地睡过去，却只能睡三四个小时。到后来，干脆不能睡，严重时直到凌晨天蒙蒙亮时才有睡意，刚睡一会儿又得起床上班。现在到晚上就觉得心烦意乱的，都留下心病了，害怕睡觉。老中医给他看过后，认为他是因为工作繁忙，用脑较多，伤及心脾导致的。只给他开了一味中药，炒酸枣仁30克，研成粉末，每天晚上睡前1小时用温开水送服下去。1个月后，这位校长又来看老中医，说已经开始能够睡觉了。老中医又教给他食疗方法，取炒酸枣仁20克，用纱布包好，每天与大米一起煮粥，可以巩固疗效；或者用炒酸枣仁20克，加适量清水煎煮20～30分钟，取汤汁饮服也可以。

从医学角度看，睡眠是人类进化过程中，自然而然形成的生理机制。睡眠与呼吸（氧）、饮水（水）、饮食（食物）合为人的4大生命机能，后三者是生命基础物质的代谢性功能，睡眠是同时对躯体与心理休整、修复、再生的唯一机能。人的一生中有1/3的时间是在睡眠中度过的。有关研究显示，人体的生长发育，各种组织器官的修复、再生，脑神经系统的自我调节、淋巴液的再生代谢等都是在睡眠中完成的，睡眠完成整体健康65%的调整功能。中医认为睡眠是人体适应自然界阴阳节律的一种方式，也是人体自身阴阳调节的方式。可见，睡眠是人体健康的重要保障，是人体最好的“滋补品”。

凡是失眠的人都能体会到其对生活、工作的严重影响。特别是女性朋友，千方百计地保持美丽容颜，各种各样的化妆品用个不停。今天说内分泌失调了，明天说激素水平失衡了。其实她们忽略了美容养颜最根本的保证——睡眠。每天保证有规律的、充足的睡眠，才能从整体上调节人体各系统的功能，为健康加分。

中医用酸枣仁治疗失眠可谓历史悠久，早在2000多年以前，第一部中药学专著《神农本草经》就把酸枣仁列为“上品”。

酸枣仁是鼠李科植物酸枣的成熟种子，味甘、酸，性平，入心、脾、肝、胆经。具有养心安神、敛汗生津的作用。这个药治疗失眠，不仅疗效显著，而且不会成瘾，也不会产生任何依赖性，被誉为“东方睡果”。

过去中医曾有关于酸枣仁生用、熟用的争论。现代研究表明，生、熟酸枣仁都有养心安神的作用，但以熟酸枣仁，尤其是新炒的熟酸枣仁效果最好。

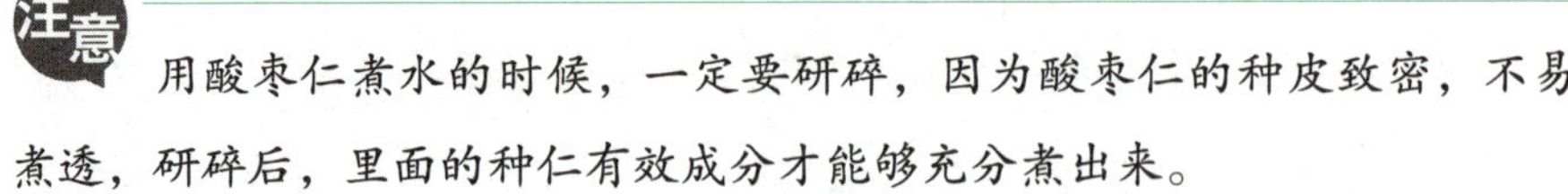


用酸枣仁煮水的时候，一定要研碎，因为酸枣仁的种皮致密，不易煮透，研碎后，里面的种仁有效成分才能够充分煮出来。

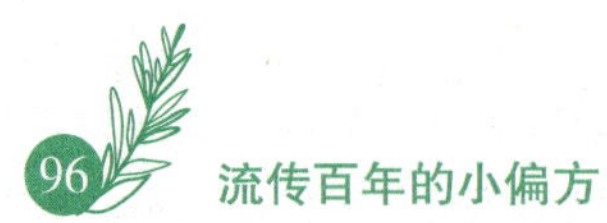

## 用于失眠的其他偏方

1. 糯米百合粥：百合 50 克，糯米 100 克，红糖适量。先将百合用水浸泡 1 小时，再将糯米、百合放入煲内，加适量水煮成粥，加入红糖调匀即可食用。

2. 龙眼百合莲子羹：龙眼肉 20 克，百合 20 克，莲子 25 克，冰糖 10 克。先用水浸泡莲子，脱去薄皮；百合洗净，用开水浸泡。将龙眼肉（去核）、莲子、百合、冰糖放入大碗内，加足水，上笼蒸熟即可食用。

失眠的患者中，还有属于阴阳不能调和、虚阳上浮的情况，这类患者往往会感觉身热干燥。这种情况推荐以百合为主的食疗方，效果很好。大家可以按照上面介绍的百合粥方制作。

百合的地下鳞茎由许多肉质鳞片抱合而成，有百片合成之意，因此有“百年好合”的寓意。它的植株挺立，花色洁白，姿态优美，散发出隐隐幽香，故被誉为“云裳仙子”。清代养生学家曹庭栋在《老老恒言》中，将百合粥列为上品。

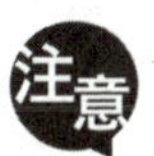


百合性凉，虚寒体质，虚寒性腹痛、泄泻的人不宜多食。

## 用于失眠的其他偏方

3.合欢夜交茶：合欢皮10克，夜交藤15克，灵芝5克。三者一同放入锅中，加适量清水煎煮30分钟，去渣取汁。每日代茶饮用。

有些失眠的人脾气不好，爱生闷气，心情抑郁。这也可以理解，睡不好觉，自然对情绪有很大影响，导致气机不畅。对于这类患者，推荐合欢夜交茶。

合欢皮是豆科植物合欢的树皮，能够解郁安神，特别适合情志不畅、抑郁导致失眠的人使用。古人说合欢皮“主安五脏，和心志，令人欢乐无忧”。而夜交藤的来头更不一般，大家都知道有一种名贵的中药——何首乌，其生长的藤茎就是夜交藤。这个名字的由来，是因为何首乌的藤茎专在夜间生长，所以叫夜交藤。中医认为这种藤茎在夜间生长，正可以调和人体的阴阳循环，有助安眠，古代中医用其来治疗彻夜不寐，效果非常好。

夜交藤的茎叶用水煎取汁，外洗可以治疗风疹瘙痒、疥癣等皮肤病。

**用于失眠的其他偏方**

4. 神曲茶：神曲 10 克，红茶 5 克。二者一同放入茶杯中，加沸水冲泡，盖上盖闷 10 分钟。每日代茶饮用即可。

说到这个偏方，是因为笔者有一年暑假回到农村老家，正赶上秋收时节。家家户户忙着收割，每家的谷米都堆成小山一样，这时候大人、小孩随手抓一把就吃，不知不觉就吃多了，到晚上睡不着觉，捂着肚子满院子走。老乡知道笔者是医生，所以找笔者给看看。笔者一想，引起这种失眠的原因挺简单的，就是吃多了，消

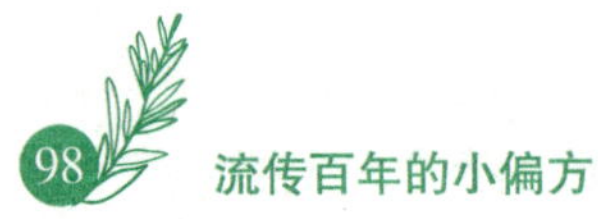

化不了，《黄帝内经》就说过“胃不和则卧不安”。笔者就从药箱中取了一把神曲，又把自己带的红茶一起倒入大茶杯中，用沸水冲泡，给老乡们喝下去。过了不一会儿，他们就觉得肚子舒服多了，能够躺下睡觉了。

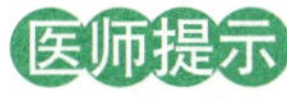


## 失眠的家庭调养

1.按摩治疗失眠：

（1）分抹法：双手拇指或大鱼际从患者的印堂穴分抹至两侧太阳穴，反复进行3～5分钟。

（2）梳理少阳经：双手五指微屈，从头顶百会穴开始，向头两侧梳理足少阳胆经，可起到疏通气机、有助睡眠的作用。

（3）按揉安眠穴：在项部，当翳风穴与风池穴连线的中点。

2.睡前足浴按涌泉：大家都知道，失眠的人在睡前用热水泡脚，会有助于睡眠。如果在泡脚的水中加入中药，自己给自己做个足部药浴，并且配合足底按摩，效果更好。

（1）足浴方：吴茱萸50克，米醋（白醋）适量。先用吴茱萸煎汁，加入温水，再加入米醋，配合足浴盆浸泡双足30分钟，每晚睡前泡1次。

（2）按摩涌泉穴：在足底部，卷足时足前部凹陷处，约当第2、第3趾趾缝纹头端与足跟连线的前1/3与后2/3交点上。每晚足浴后，用手掌心搓按涌泉穴，左手心搓右脚涌泉穴，右手心搓左脚涌泉穴。

3.睡眠十忌：一忌仰卧；二忌忧虑；三忌睡前恼怒；四忌睡前进食；五忌睡卧言语；六忌睡卧对灯光；七忌睡时张口；八忌夜卧覆首；九忌卧处当风；十忌睡卧对炉火。

# 贫血

## ——贫血最宜食疗补，龙眼补血更养心

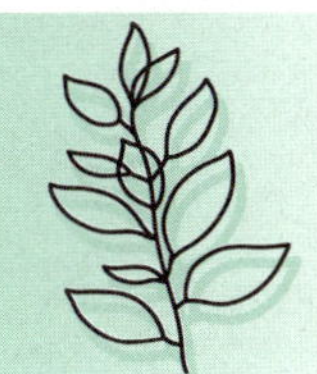

### 小偏方

龙眼肉 100 克，粳米 100 克。

龙眼肉与粳米同煮作粥。可任意食用。

此方具有益心脾，安心神的功效。适用于心悸、失眠、健忘、贫血等。健康人食用能提高记忆力，增强体质。

前几年笔者受母校学生会的邀请担任校外指导委员，经常在业余时间带领学生到各大专院校进行中医科普讲座和义诊。有一次到一所大学讲座后，同学们都聚过来充满好奇地问这问那。一个纤细的女孩子引起了笔者的注意，笔者看她面色苍白、口唇色淡，没有这个年龄段的女孩应有的风华。笔者便主动问她的身体情况，不出所料，这个女孩经常感觉乏力、手脚凉、饮食较少，有时感觉心跳加快，月经也不规律。笔者又给她诊了诊脉，发现她的脉象细弱。从中医角度讲，这是典型的血虚证。笔者当时给女孩写了一个食疗方，就是上面的龙眼肉粥，让她每天坚持吃一顿，日积月累就会改

善贫血状态。清代的《随息居饮食谱》记载："龙眼甘温，滋营充液。"就是说龙眼肉能够益气血，补心安神。

贫血是临床最常见的症状之一，然而它不是一种独立疾病，而是一种基础疾病或较复杂疾病的重要临床表现，一旦发现贫血，必须查明其发生原因。在一定容积的循环血液内红细胞计数、血红蛋白量以及红细胞压积均低于正常标准者称为贫血。其中以血红蛋白最为重要，成年男性低于120克/L，成年女性低于110克/L，一般可认为贫血。

贫血在中医学理论体系中属"血虚""虚劳""血枯"范畴。其病因较多，如饮食不当、劳倦内伤、虫积等损伤脾胃运化功能，致使气血生化无源，或因失血过多，均可导致本病。五脏之中，心主血，脾生血统血，肝藏血，肾主骨生髓，和血关系密切，故贫血发生常和心、肝、脾、肾有联系。血虚之初，常以心、脾两脏为主，后期则影响肝、肾两脏。因气和血相互依存，血虚不复，常致气虚，所以在临床治疗时，除辨病脏外，尚需注意补气，这对血虚的恢复可起促进作用。现代医学认为本病主要由于体内缺铁，引起血红蛋白合成减少，引起低色素性贫血。缺铁的原因有如下几种：摄入不足及需铁量增加；铁的吸收不良；慢性失血等引起体内铁损失过多。

贫血的一般症状表现：

（1）软弱无力：疲乏、困倦，是因肌肉缺氧所致，这也是贫血最常见和最早出现的症状。

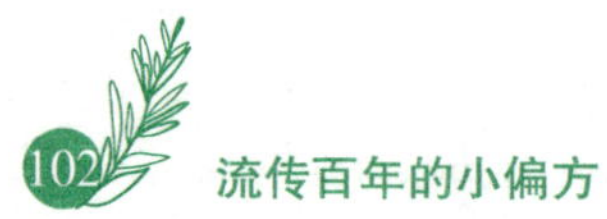

（2）皮肤、黏膜苍白：一般认为眼睑结合膜、手掌大小鱼际及甲床的颜色比较可靠。

（3）心血管系统症状：心悸为最突出的症状之一，有心动过速，在心尖或肺动脉瓣区可听到柔和的收缩期杂音，称为贫血性杂音，严重贫血可听到舒张期杂音。

（4）呼吸系统症状：气急或呼吸困难，大都是由于呼吸中枢低氧或高碳酸血症所致。

（5）中枢神经系统症状：头晕、头痛、耳鸣、眼花、注意力不集中、嗜睡等均为常见症状。晕厥甚至神志模糊可出现于贫血严重或贫血发生急骤者，特别是老年患者。

（6）消化系统症状：食欲减退、腹胀、恶心、便秘等为最多见的症状。

（7）生殖系统症状：妇女患者常有月经失调，如闭经或月经过多。男女两性性欲减退均多见。

（8）泌尿系统症状：贫血严重者可有轻度蛋白尿及尿浓缩功能降低。

一般的贫血人群需要在日常生活中慢慢调养，而食养食疗就是很好的调养方法。除了上文说过的龙眼肉，还有很多药食可供贫血患者选择。例如，很多人家都有用大枣煮粥的习惯，《本草纲目》说："枣为脾经血分药也。"民间常将大枣作为补血的药物，治疗血虚的病证。另外，贫血的食养食疗重在坚持，日积月累定能收到良好的效果。

## 用于贫血的其他偏方

1. 薏米大枣粥：薏米 10 克，糯米 50 克，大枣 5 枚，山药粉 8 克，红糖适量，荸荠粉 2 克。薏米洗净加水适量，煮到开裂时，将糯米、大枣洗净入锅，煮至米烂后将山药粉撒入锅内搅匀，20 分钟后，再将荸荠粉加入锅中，搅匀后加入红糖即可食用。此粥可预防贫血。

2. 当归羊肉汤：当归 15 克，党参 25 克，羊肉 500 克，葱、姜、料酒、盐、味精各适量。将羊肉洗净，当归、党参装入纱布袋内，扎好口。羊肉、药袋与葱、姜、盐、料酒一起放入锅内，加水适量，用武火烧沸，再用文火煨炖，直至羊肉熟烂即成。食用时可酌加味精。吃肉喝汤，可早晚各食一次。本方具有养血补虚的功效。

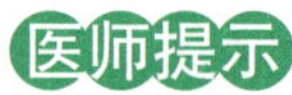


## 食养的“三黑”食品

黑木耳、黑米、乌鸡这三样黑色食物是补血的最好选择，因为中医讲黑能入肾。肝和肾是同源的，肝藏血，肾藏精，精血同源，异名而同类，所以补血要注意补肾填精。贫血的人吃“三黑”能补血养血。

1.黑米又叫黑珍珠，是补血开胃第一物。黑米能补血，特别适用于产妇，所以它又叫月子米、补血米。它有淡淡的药味，所以又叫药米。在南方黑米成熟时要做黑米粥，放上冰糖和红枣来调味，吃起来既软香糯甜，又可补气养血。

2.黑木耳可以补血、活血、凉血、止血。黑木耳的含铁量比较高，对缺铁性贫血是最好的。贫血患者常吃黑木耳好处多。另外，黑木耳含有一些多糖体，可以防止基因突变，有防癌抗癌的作用。还可以提高免疫力，有抑菌消炎的作用。所以吃黑木耳好处多多。

3.乌鸡可以强身健体，延年益寿，补血养血。黑皮黑肉黑骨头，从里到外都黑透了的鸡才是真正的乌鸡。《本草纲目》中说乌鸡有大补的作用，可以补诸劳虚损，可以治疗消渴，对产妇有益，尤其适宜作为妇女崩漏带下等顽固疾病的辅助食疗。另外，乌鸡还可预防骨质疏松症，小孩佝偻病、缺铁性贫血等。

# 前列腺炎

## ——及时按摩会阴穴，前列腺炎不再犯

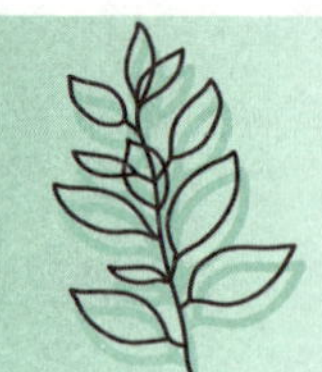

### 小偏方 按摩会阴穴

每天早晨大便后坐在便池上，用左手或右手的中间三个指头，分别按顺时针和逆时针方向按摩会阴穴 100 ~ 120 次。

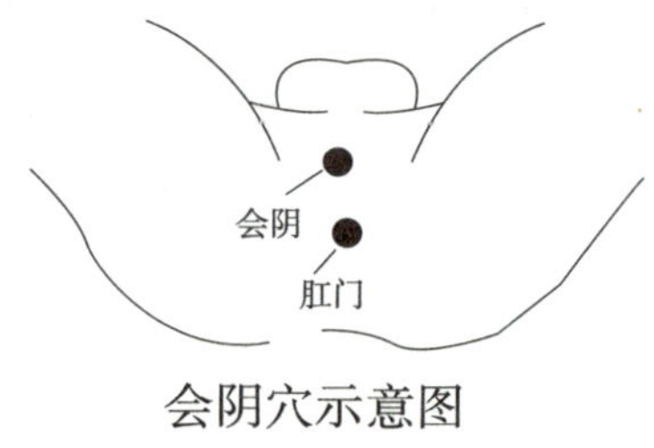


会阴穴示意图

笔者邻居老李突然出现尿急、尿频、尿痛，经医生诊断，确诊为前列腺炎。先后服用过多种西药，又按报纸上的介绍，服用过三七粉、西洋参等，症状一直不缓解。笔者告诉他按摩会阴穴可以治疗该病。从那时起，老李将药全停了，按照笔者所说的办法，每天早晨大便后坐在便池上，用左手或右手的中间三个指头，分别按顺时针和逆时针方向按摩会阴穴100～120次。说来真神奇，病情竟

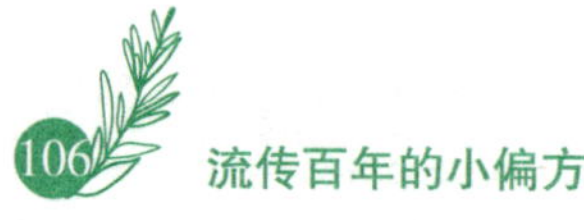

然慢慢有些缓解。现在上述症状已基本消失，老李仍然坚持每天早晨按摩，以防止复发。

前列腺炎是多种原因引起的前列腺的炎症，是由免疫、神经–内分泌等系统参与的综合病理变化，导致以尿道刺激症状和慢性盆腔疼痛为主要临床表现的疾病。前列腺炎的临床表现多种多样，可出现会阴、耻骨上区、腹股沟区、生殖器疼痛不适；尿道症状为排尿时有烧灼感、尿急、尿频、排尿疼痛，可伴有排尿终末血尿或尿道脓性分泌物；急性感染可伴有恶寒、发热、乏力等全身症状。

中医认为，前列腺炎与肾有着密切的关系，具体分为虚实两种证型，但治疗始终离不开肾。会阴穴是位于人体任脉上的要穴，具体位置在肛门和生殖器的中间凹陷处。会阴，顾名思义就是阴经脉气交会之所，为人体长寿要穴。会阴穴与人体头顶的百会穴为一直线，是人体精气神的通道。百会为阳接天气，会阴为阴收地气，二者互相依存，统摄着真气在任督二脉上的正常运行，维持体内阴阳气血的平衡。经常按摩会阴穴，能疏通经脉运行，促进阴阳气的交接与循环，对调节生理和生殖功能有独特的作用。

## 用于前列腺炎的其他偏方

1. 麝香 0.5 克，白胡椒 7 粒。二者研成细末，分别装瓶备用。使用时将肚脐用酒精棉球擦净，将麝香放入肚脐内，再将胡椒粉盖在上面，盖圆白纸一张，外用胶布贴紧，每隔 7 ~ 10 日换药 1 次，10 次为 1 个疗程。

2. 朴硝、野菊花、蒲公英各 30 克，虎杖、大黄各 15 克，几种药材布包水煎成药液，待药液不烫时倒入盆中坐浴，每次 15 ~ 20 分钟，每日 1 剂。

3. 金银花 60 克，野菊花 30 克，生甘草 20 克。3 味药用清水煎汤内服，随意代茶饮用（限当天服完）。服药期间，禁烟、酒及辛辣食物。

4. 生贯众、石莲子各 90 克。分别将其捣碎，混合后分为 3 份，取其 1 份放在大瓷茶缸内，沸水冲泡后当茶水饮。每日 1 剂，分 3 次服用。

# 前列腺增生

## ——生南瓜子当药服，远离前列腺增生

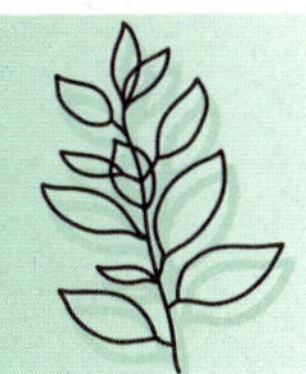

### 小偏方

生南瓜子 60 克。
当零食每天服用，一次 20 克，每天服 3 次。
注意：胃热病人宜少食，否则会感到脘腹胀闷。

张大爷已是75岁的老人，患前列腺增生4年有余，由于体弱多病而不愿手术治疗。对于激光治疗，听说有时几个月后又复发，也不敢问津。而服各种药物，或用“脐疗法”等，也没有多少效果。后来看到有一位老中医在报刊发表文章说可以用南瓜子治疗，即去信向他请教服用方法，很快就收到回信。他按这名老中医介绍的方法，每天服用60克生南瓜子，效果还真不错，原来的尿频、尿急、尿痛等症状大有缓解。原来每夜要小便3~4次甚至5~6次，近半个月每夜只尿1次，至多2次。由于睡眠好转，食欲增强，精神也好了，张大爷心里有说不出的高兴。

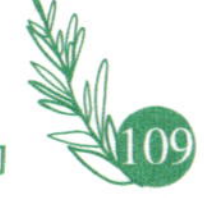

前列腺增生是老年男性常见疾病，其病因是由于前列腺的逐渐增大对尿道及膀胱出口产生压迫作用，临床上表现为尿频、尿急、夜间排尿次数增加和排尿费力，并可能导致泌尿系统感染、膀胱结石和血尿等并发症，对老年男性的生活质量产生严重影响，因此需要积极治疗，部分患者甚至需要手术治疗。

前列腺增生在中医属于“癃闭”的范畴，从名字上就可以看出，闭就是不通畅，这里指的是排尿不畅。具体来说，癃闭是由于肾和膀胱气化失司导致的以排尿困难，全日总尿量明显减少，小便点滴而出，甚则闭塞不通为临床特征的一种病证。其中以小便不利，点滴而短少，病势较缓者称为“癃”；以小便闭塞，点滴全无，病势较急者称为“闭”。癃闭有虚实之分，实证多因湿热，气结、瘀血阻碍气化运行；虚证多因中气、肾阳亏虚而气化不行。

中医认为，南瓜子性温味甘，入脾、胃经，具有补中益气、消炎止痛、解毒杀虫的功能。现代医学研究则发现，南瓜子含有丰富的锌，同时还含有雄性激素，有助于初期前列腺肥大的治疗和预防前列腺癌的产生。这是由于前列腺分泌激素的功能依靠脂肪酸，而南瓜子就富含脂肪酸，可使前列腺保持良好功能。美国研究人员曾经发表的科研论文也指出，每天坚持吃一把南瓜子就可治疗前列腺肥大，并使第二期症状恢复到初期，明显改善第三期病情。因为南瓜子之中的活性成分可消除前列腺初期的肿胀，同时还有预防前列腺癌的作用。

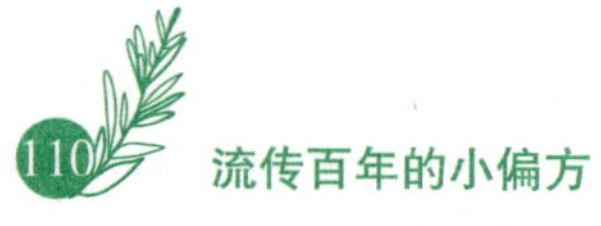

## 用于前列腺增生的其他偏方

1. 冬瓜籽 30 克，黑木耳 15 克，秦皮 15 克，水煎服，每日 2 次。

2. 坐浴法：大半盆热水，以不烫为度，临睡前坐浴 20~30 分钟，坐浴间可以不断加热保温。

3. 刺猬皮 10 克，水煎 300 毫升，分二次内服。或将刺猬皮焙干研末装入胶囊吞服，每服 3 克，每天 3 次，3 个月为 1 个疗程。

4. 葫芦壳 50 克，冬瓜皮 50 克，西瓜皮 30 克，红枣 10 克。将以上 4 味药放入锅中加水 400 毫升，煮至约 150 毫升时，去渣取汁饮服。每日 1 剂。本方利尿除湿，适于前列腺肥大患者，可减轻腹胀，解湿毒。

5. 田七（三七）、西洋参各 15 克，分别研粉混匀。每次用温开水冲服 2 克，每日 1 次（病程较长，小便点滴而出者每日 2 次），15 天为 1 个疗程。一般 2 ~ 3 个疗程即可痊愈。

6. 桃仁 10 克，冬瓜子 20 克，煎一碗汤一次服，每日 2 次，连用 15~20 天。忌萝卜、蚕豆。

# 鼻出血

## ——鼻出血时莫慌忙，冷静举臂扎中指

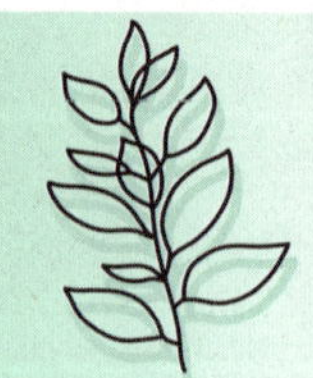

### 小偏方　扎中指止鼻出血

单侧鼻孔流血时，用布条扎住患者另一侧侧手的中指指根（或用中指勾住中指根，并用力弯曲），一般几十秒钟即可止血。待鼻血止住后，解开布条（松开手指）。

如果鼻出血时身边没别人，或者无法用绳扎中指根，可以用对侧拇指和食指掐住中指指根，将手臂尽可能上举。

笔者上大学期间，有一次在运动会上正在观看比赛，突然听见身后同学在吵闹，原来一位同学流鼻血了，大家七嘴八舌的，说什么方法的都有，可这位同学的鼻血却一直在滴。笔者马上跑过去，看清了她是左侧鼻孔在流血。笔者马上让她坐直了，然后就用中指勾住了她右手中指，使劲地往高举，并用力勾紧她的中指。没过半分钟，出血就止住了。

后来这位同学成了笔者的朋友，她再和笔者聊天的时候说起那次多亏了笔者，要不还不知道会流多久呢。她以前就特别爱流

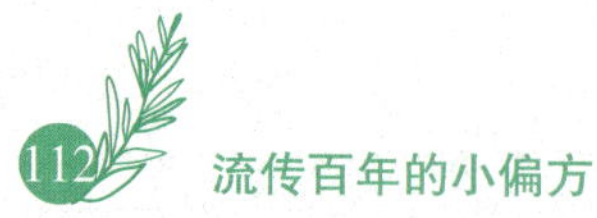

鼻血，大大小小的医院看了不少，药也没少吃，各种偏方也试了不少，可病情还是时轻时重。有时失血过多，脸色都会变得很苍白，也不敢参加剧烈的活动。笔者听了她的讲述后，建议她从散步开始，逐渐增加运动量，一个月以后坚持每天早上至少跑步400~800米。

鼻出血就是指鼻腔内出血，是一种很常见的症状，尤以青少年多见，几乎每个人都有过鼻出血的经历。鼻出血多由鼻局部原因所致，也有因全身性疾病导致的鼻出血，如高血压、动脉硬化、凝血机制障碍等，不在本书讨论范围内。鼻出血一般表现为局部血管破裂，鼻腔内有出血，出血短时间内可以自止，不会对身体造成严重损伤。鼻出血严重者，出血持续时间较长，或者会出现经常性出血，血可从口溢出，或因大量血液被咽下，片刻后引起呕吐。这种情况会严重影响健康，需及时到医院就诊，查明病因。

不论什么原因引起的鼻出血，均应在第一时间内先止血，然后再寻找原因。否则很容易造成失血过多，引起严重后果。

中医认为，心包（相当于现代医学所说的心脏周围的包膜）的主要功能是协助心统血，刺激心包经能促使妄行的血回到血脉中，使气血运行正常。人的中指是手厥阴心包经循行的部位，指尖是心包经井穴所在部位。手指部皮肤和肌肉较薄，刺激中指更容易激发心包经的经气。

后来，笔者根据上述同学流鼻血的特点断定她是属于虚证引起的出血，也就是说体质过于虚弱，不能够统摄血液，即中医理论所讲的气虚不能摄血。血就好像水，而气则是保证它正常流动的水管，若水管出了问题，肯定里面的水会流出来。笔者又告诉了她蜜饯鲜桑葚的偏方，并告诉她，运动不能间断。

### 用于虚性鼻出血的其他偏方

用料：新鲜桑葚500克，蜂蜜150克。

方法：将桑葚拣杂洗净，去蒂柄，入锅，加水少许，用小火熬至汤汁将干时加入蜂蜜，再煮沸即成。当作蜜饯随意服食，每日服食50克为宜。

适用证：本食疗方对肝肾阴虚型鼻出血尤为适宜。

这位同学后来告诉笔者，没想到这个方子还真管用，她以前也吃了不少偏方，可作用不明显。笔者告诉她，这是因为大多数人鼻出血都是因为实证，而她是属于虚证，并不是偏方不好用，而是那些偏方都不适应她的病症。

# 外伤出血

## ——外伤出血要小心，及时止血最要紧

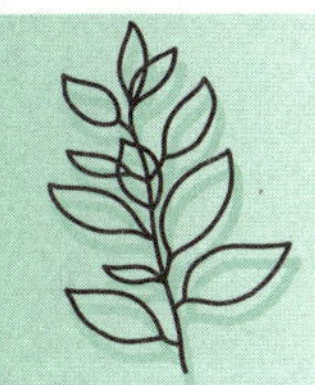

### 小偏方　鲜小蓟止血

新鲜小蓟适量。

取新鲜小蓟揉烂，揉出汁水，使之呈泥糊状。将泥糊状小蓟敷于伤口处。

适用于外伤出血。

笔者生在农村，小时候比较调皮，喜欢和大一点儿的孩子往野地跑。有一次，在桃园中玩耍，一不小心被树枝划伤了膝部，伤口约有3厘米长，出血不止，当时就吓哭了。同行的伙伴也慌了手脚，有一个大一点儿的伙伴儿说，赶紧揉点儿刺角菜糊上。于是小伙伴们七手八脚开始摘刺角菜，有用手揉的、有用嘴嚼的，最终聚了鸡蛋大一团。赶紧就敷上了，刚敷上时，不知是有液体的缘故还是有小伙伴唾液的缘故，有点儿火辣辣的痛。不过，血很快就止住了。从此笔者就记住了，刺角菜能止血。后来笔者上了中医学院，上中药课时，才知道，原来这种能止血的刺角菜的学名叫“小蓟”。

人体自身就有止血功能，局部出血时受损血管会发生反射性收缩，或血小板凝集在血管受损处经凝血过程形成血凝块，阻止继续出血。轻微的伤口多数会自行止血，但伤口稍微大些，便需要采用物理方法或药物来止血。小蓟为传统的止血中药，临床已证实了其止血作用，现代药理学研究发现其能收缩血管，并能使凝血时间和凝血酶原时间缩短。此外，研究还发现其对溶血性链球菌、金黄色葡萄球菌、绿脓杆菌等有一定的抑制作用，用它来紧急处理伤口是很好的选择。

小蓟在野外很常见，一般生于荒地、草地、山坡、林中、路旁、灌木丛、田间、林缘及溪旁。因地域不同，它也有不同的别名，如在山东、安徽被称为萋萋菜，在陕西则被称为刺角菜。小蓟止血的作用机理主要是通过使局部血管收缩，抑制纤溶而发挥效应。

### 用于外伤出血的其他偏方

蒲黄止血：成熟的蒲黄适量，将花絮和黄粉一起揉烂，敷于伤口处。适用于外伤出血。夏季，蒲黄花粉成熟时，可以在河岸边采几枝蒲棒放在家中阴凉、干燥的地方备着。万一家里或邻居有人受伤时，可以将花絮和花粉一起敷于伤口处。

# 第三章

## 面子问题无小事，皮肤病方效果好

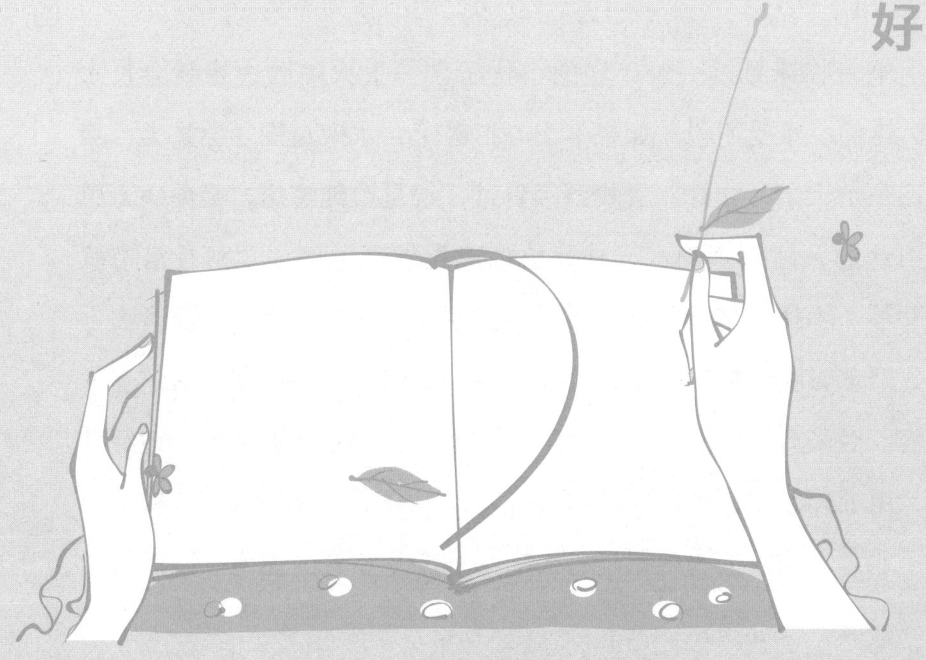

# 口唇疱疹

## ——口唇反复长水疱，生地绿豆来帮忙

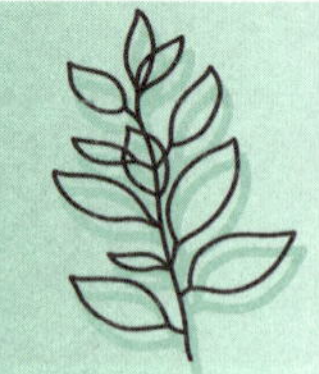

### 小偏方

生地 15 克，绿豆 10 克。`

生地先用水浸泡 30 分钟，然后入砂锅加清水煮开后文火煎 20 ~ 25 分钟，再下绿豆煎 10 分钟即可（此时绿豆尚未煎开花）。生地和绿豆煮的水味道有一点甜，可以当茶随时饮用，每日 1 剂。

笔者临床见过一位年轻的小伙子，一上火嘴唇边缘就会长水疱，疼痛、难受不说，如果不小心抠破了，水疱范围还会扩大，而且往往十天半月才好。去找西医看过，说是单纯疱疹，是由病毒感染引起的，建议多喝水，外涂抗病毒类软膏，例如“阿昔洛韦软膏”等。小伙子试了试，效果不是很明显，而且脸上抹着药膏去上班，严重影响形象，同事都会好奇地问“你怎么啦”？小伙子非常苦恼。后来有一位中医告诉他一个小偏方，即上面提到的生地绿豆水，用了3天，原来渗出很明显的疱疹结痂了，疼痛也明显好转。小伙子非常高兴，因为根据经验，疱疹结痂是痊愈的前兆。以后再觉

得要长疱疹的时候（即容易长疱疹的局部皮肤出现敏感、发热、微痒微痛、颜色变红），赶紧喝2～3天生地绿豆水，就能抑制疱疹的生长，减轻症状，缩短病程，一般3天左右就会好转。

单纯疱疹是由人类单纯疱疹病毒引起的病毒性皮肤病，具体分为两型，好发于口周、唇缘、鼻孔附近、眼睑等部位者为Ⅰ型。具体症状为密集成群、针尖大小的水疱，疱液先清澈透明，后变得浑浊，破溃后形成糜烂、渗出，有微痒、疼痛的感觉，长在唇缘者饮食会加重疼痛。这种病毒会在人体内潜伏，在某种诱因，例如感冒、发热、受凉、日晒、消化不良、劳累、情绪波动等导致免疫力低下的情况就会发作，女性在月经期也易发作。该疾病常常在同一部位反复发作，所以又称为复发性单纯疱疹。

中医称该病为热疮，认为其主要由于肺胃热盛引起，也就是人们通常认为的“上火”。笔者临床观察发现，本病多见于阴虚火旺的人群，所以这种火是在阴虚基础上的火，只有补阴才能降火。例如上述病例中的小伙子，人比较干瘦，舌头伸出来颜色比较红，平时脾气比较急躁，确实属于阴虚的体质。辨清了容易发病的人群，再来解释为什么使用生地和绿豆两味药可以促进病情好转及缩短病程，就容易一些了。

生地和绿豆都属于中医寒凉药的范畴，但二者又有所不同。生地性质比较润，除了能清火，还有养阴的作用，中医古代典籍《本经逢原》认为病人阴虚而体内有热的时候适宜加生地。现代研究则认为生地能够促进机体淋巴母细胞的转化，增加T淋巴细胞数量，并能增强网状内皮细胞的吞噬功能，结果就是增强人体的免疫功能，所以对免疫功能低下者生地的治疗作用更明显，这正切合了复发性单纯疱疹发作的诱因。而绿豆性味甘寒，中医认为可以清热解毒，尤其适用于热毒引起的疮痈肿痛，即现代医学所说的疮疹类皮肤病，而且单用煎服就有效果。所以二者结合，既可以养阴清热，又可以解毒清热，配伍虽然简单却非常合理，所以用于复发疱疹性皮肤病有很好的效果。

## 用于复发性单纯疱疹的其他偏方

1.鲜马齿苋外敷：春天在野外采集马齿苋，洗净捣烂后涂敷于患处。马齿苋有清热解毒、凉血的功效，适用于单纯疱疹。

2.苦菜泡水喝：如果是因为脾气急，容易上火而发生口唇疱疹，可以将春天的苦菜晒干，然后泡水喝。

3.板蓝根汤：板蓝根、薏苡仁、马齿苋、紫草各10克，加适量清水煎汤，饮用，每日1剂。本方能清热解毒凉血，适用于单纯疱疹。

# 面部色斑

## ——脸黄爱长斑，试试三白汤

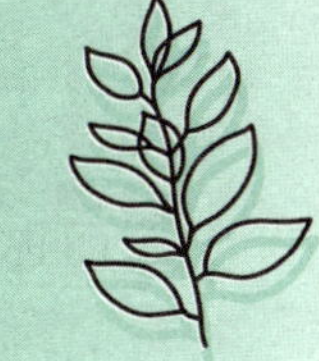

### 小偏方　三白汤

白芍、白术、白茯苓各 10 克，甘草 6 克。

将以上 4 味中药放入砂锅中，再加入约 600 毫升的清水，煮开后转小火煮 5 ~ 10 分钟，取药汁趁热服用。每日 1 剂。

笔者有位好友王大夫在皮肤科工作，一次闲聊中聊到了有些上班族女性脸色发黄，还容易长色斑，至于如何治疗，她讲了一个生动的病例。

这位病人叫小芳，是位二十出头的年轻姑娘。有一天，她愁眉苦脸地来找王大夫。原来她刚刚订了婚，准备拍婚纱照了，却对自己的皮肤状况很苦恼。她的皮肤虽然不黑，却有些黄黄的，颜色暗沉，两颊还布满了淡褐色的色斑，即使打了厚厚的粉底还是若隐若现地遮不住，尤其到了夏天，太阳晒后色斑会加重。日常工作生活中，如果精神紧张、压力大也会使皮肤变得粗糙、色斑加重。

王大夫认为小芳的体质是气血不足，略有虚寒。为她开了上面提到的三白汤。小芳按照王大夫的处方抓了药，并连续吃了一段时间，果然觉得皮肤状况好了很多，皮肤变得细腻了不少，肤色提亮了一些，也不再黄黄的了。尤其是脸上的色斑，原来细小的消失了，原来大块的也变小了。

那脸上长斑究竟是怎么回事呢？中医认为，女性的皮肤悦泽程度与气血的充盈程度有关，如果五脏六腑安和，气血生化、运行通畅，则面色红润，不长斑点；反之，气血不足和运行不畅，脸色就会发黄，进一步会长色斑。三白汤能够改善黄脸和色斑，正是从调和气血、调理五脏的功能入手，从而达到美白祛斑的效果。

三白汤是一个流传久远的美肤名方，明代的一本医书《医学入门》记载了这个方子，“白芍、白术、白茯苓各5克，甘草2.5克，水煎，温服”。方中所用的三白，即白芍、白术和白茯苓，是中医传统的润泽皮肤、美白的药物。中医理论认为：白芍入肝、脾经，能养血调经，改善血虚症状。白茯苓性平，具有利水渗湿、益脾和胃等功效。白术性温，能健脾益胃、利水燥湿，古籍《药性论》记载其能“主面光悦，驻颜祛斑”。甘草性平味甘，能祛斑美肤。

现代的药理研究也证实了上述各药的美容作用：白芍有清除自由基、抗氧化的作用；白术、白茯苓可以增强免疫功能，扩张血管；甘草有免疫调节作用，外用可以防晒，增白消斑，防止皮肤粗糙等，是不少美白护肤品中常用的成分。

有些朋友可能觉得为了喝这个中药汤，每天要用砂锅煮啊煮，

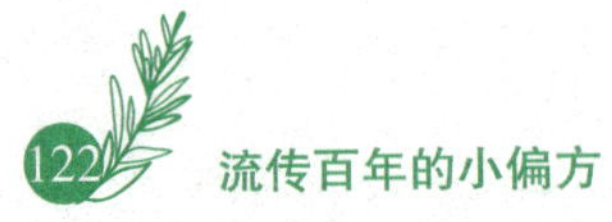

弄得满屋子药味。那不妨将上方做成茶饮或者煲进汤里吧，味道更可口，效果一样好。

### 用于面部色斑的其他偏方

1. 白芷蜂蜜面膜：白芷粉 6 克，鸡蛋黄 1 个，蜂蜜 1 勺。

取一个干净的碗，先将白芷粉加入蛋黄搅均匀，加入蜂蜜调匀后涂抹于脸上。敷 2 0 分钟后，用清水洗净即可。

此面膜每周可做 1 ~ 2 次，可以提亮肤色，改善皮肤暗沉。清洗掉面膜后，可以再用热毛巾热敷 5 分钟，效果更好。

2. 三白面膜：白芷、白及、白茯苓各 15 克，面粉适量。

将 3 种中药打成细粉，放到碗中，加入适量的面粉和纯净水调成稀糊状。

先将脸洗干净，用小刷子蘸取面膜糊，均匀地涂抹到脸颊上，避开眼睛和嘴部，停留 20 分钟后，用清水清洗干净。每周 1 次。

# 痤疮

## ——脸上生痤疮，芦荟来帮忙

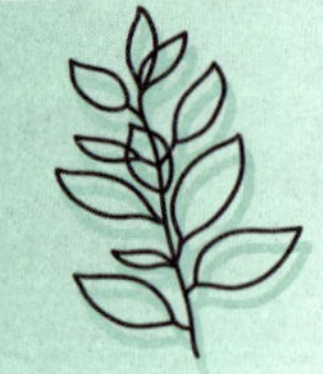

### 小偏方　芦荟汁

新鲜芦荟适量。
取芦荟汁外用涂擦痤疮部位。

笔者有一次去邻居王阿姨家串门，发现王阿姨的心情不太好。私下一问，才知道是因为王阿姨的女儿小美。小美今年十八九岁，正是爱美的年纪，可是脸上却很爱生小痘痘，这两天又严重了。正说着话，小美捂着脸出了房间，唉声叹气的，原来睡了一夜觉，脸上又长了三五颗小痘痘，尤其有一颗长在了鼻子下面，用手抓一下疼得不得了。

王阿姨知道笔者是大夫，问问有什么好办法。笔者进门的时候，发现王阿姨家的庭院里种了不少的芦荟，于是告诉王阿姨，治疗痤疮的药就在家里呢，就是芦荟。别看这种植物肉肉的，样子不是很漂亮，却是很好的小药房。说着话，笔者转身出了屋，去院子里摘了片芦荟叶子，洗干净后，挤出一些汁液，涂抹在小美脸上的

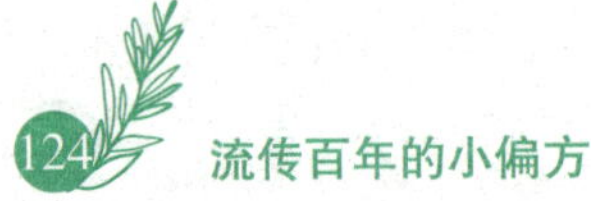

小痘痘上。笔者问小美有什么感觉，小美说凉凉的很舒服。笔者告诉王阿姨，每天坚持涂，过几天就会有效果。

这样涂了几天芦荟汁，小美脸上的痘痘消失了，而且没留下什么痕迹，别提多高兴了，心想以后再也不怕长痘痘啦。

痤疮是一种常见的皮肤病，俗称“粉刺”“痘痘”，是毛囊皮脂腺的慢性炎症，表现为丘疹，顶端为黑头粉刺样，周围发红，用手挤会有黄白色的脂栓。痤疮好发于颜面部、胸背部，一般多见于青春期的男女，处理不当可能遗留瘢痕，影响美观。

中医认为痤疮多由内热或感染火毒引起。而芦荟味苦、性寒，能清肝火、除烦热，对火毒引起的痤疮有益。

说到芦荟，不仅能治疗痤疮，对蚊虫叮咬、烧伤、冻伤等问题都有一定的效果，而且能护肤美容、改善肤色，使皮肤更白皙细腻，还能保湿除皱，对我们的皮肤来说，芦荟绝对是一种天然、高效的保养品。鲜芦荟的汁液呈凝胶状，其中含有氨基酸、复合多糖、乳酸镁等，将其涂在皮肤表面，能形成一种保护膜薄层，有天然保湿的作用；这层膜还是一个天然屏障，能阻止外界微生物和灰尘等的侵入，使皮肤有一个良好的修复和再生的环境。

芦荟的种类很多，做药用时可以选择库拉索芦荟、中华芦荟、木里芦荟和皂角芦荟等几个品种。其中库拉索芦荟在市面上常被称为美国芦荟，它的叶片很大，是主要的药用芦荟。中华芦荟又称斑状芦荟、华芦荟，表面有白色斑纹，吃起来味道比较平和，常用来内服或做药膳用。读者可以根据自身需要来挑选芦荟。

摘下来的新鲜芦荟叶子如果一次用不完，可以用保鲜膜包裹切口端，放在冰箱冷藏室保存。一旦芦荟叶子发生了腐烂变质，一定要丢弃，不能再用。

芦荟不仅在民间用于护肤，市场上也有很多含有芦荟成分的护肤品，大家可以根据自己的皮肤状况选择使用。

**用于痤疮的其他偏方**

1.番茄芹菜雪梨汁：芹菜100克，番茄1个，雪梨150克，柠檬半个，榨汁饮用，能清热泻火，爱长痘痘的年轻人不妨常喝。

2.蒲公英连翘汤：蒲公英、连翘各20克，木贼12克，上3味一同煎汤服用，可清热凉血解毒，适用于痤疮。

3.杏仁蛋清糊：杏仁15克，蛋清1个。杏仁捣烂，用适量蛋清调成糊状，每晚临睡前涂在长痤疮的部位，早晨用温水洗掉即可。对缓解痤疮有益。

**医师提示**

## 芦荟使用注意事项

使用芦荟时要注意防过敏。首次使用芦荟，一定要做过敏试验。可将芦荟汁涂抹在手腕内侧皮肤上，并注意观察，如果出现瘙痒、疼痛，皮肤发红、肿胀等问题，可能是出现了过敏，就不要再使用芦荟了。

# 脚气

## ——脚气大烦恼，枳实煎汤擦

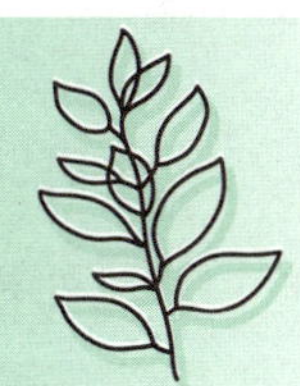

### 小偏方

枳实 2 个，白醋 50 毫升。

将枳实切细丝加 350 毫升清水煎煮，大火烧开后再转成小火，待清水熬干一半时，加入 50 毫升白醋再煮 5 分钟，关火冷却后放到玻璃瓶中保存。每天将枳实煎汁涂于患处，晚上再将患部在稀释 10 倍的白醋中浸泡 20 分钟。

老江40岁了，身体不错，没啥大毛病，最烦恼的就是患有脚气。他看了报纸，上面说了，研究表明70%～80%的成人患有脚气，只是轻重不同而已。老江很不幸就是脚气家族的成员之一。脚气一般在夏季加重，冬季减轻，也有人终年不愈的。这个病跟了他很多年了，主要的表现就是脚出汗、脚臭、瘙痒，严重时起很多水疱，水疱溃破后会流水，经常反反复复，弄得他都不敢去朋友、亲戚家，怕穿人家的拖鞋传染给旁人。

这个夏天，老江的脚气更重了。经人介绍，老江找到笔

者。笔者仔细给他看了看，又询问了病史，开了只有一味药的外洗方。老江眼睛瞪得大大的，说这能管用吗？笔者笑了笑，说试试看。

过了一个星期，老江又来了，脸上已经“多云转晴”了。原来，他回家用上述方子试验了三四天，发现脚上的水疱和流水现象改善了很多，脚臭也减轻了，看来的确有效。

脚气是足癣的俗名，是一种极常见的真菌感染性皮肤病，可分为浸渍糜烂型、水疱型和角化过度型，表现各异，但病因都是真菌感染。脚气发病往往从单侧（即单脚）开始，经过数天到数月后会感染另一只脚。水疱一般出现在趾腹和趾侧，最常见于三四趾间，足底亦可出现。为深在性小水疱，可逐渐融合成大疱。脚气的皮肤损害边界清楚，可逐渐向外扩展，但绝不会是弥漫性、边界不清楚的。如果没能及时治疗使病情发展或病人常去搔抓患病部位，则可引发糜烂、渗液甚至继发细菌感染等。西医治疗脚气一般使用咪康唑、克霉唑、酮康唑等软膏，病情容易反复。而使用一些中药的方法效果也不错，例如枳实。

枳实是芸香科植物酸橙和甜橙的干燥幼果，在我国的四川、江西产量高，又被称为川枳实、江枳实。枳实味苦、性寒，主要功效为破气消积、化痰散痞。现代研究表明，枳实中含有新橙皮苷、柑橘苷等物质，它们具有抗炎的作用，能对抗真菌感染。

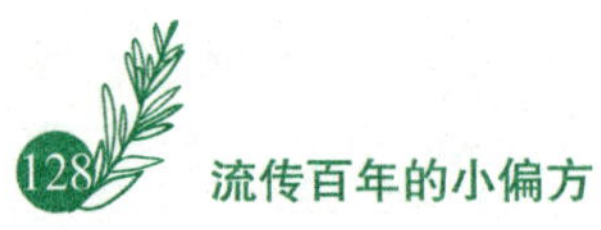

## 用于脚气的其他偏方

1. 冬瓜皮汤：冬瓜皮 50 克，切成小块，锅中加适量清水，投入冬瓜皮，煮沸后转中火煮 15 分钟，趁热先熏后洗患足，水温降下来后加热水，在水中浸泡 15 分钟，每日 1 次。本方能利水消肿、消除炎症，可用于脚气。

2. 绿茶末：绿茶 30 克，研成细末，敷在脚趾间水疱破溃处。本方能清热解毒、利水除湿，对缓解脚气有一定效果。

3. 芦荟汁：取一节芦荟洗净，捣烂取汁，将患处洗干净，用芦荟汁涂擦，每日早晚各 1 次，能解毒杀菌，对缓解脚气有一定效果。

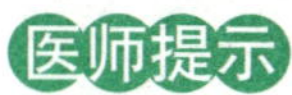


## 脚气的日常调养

对于脚气患者来说，除了积极进行治疗，注意一些生活细节也十分重要。

1.要注意保持皮肤干燥，保持脚部清洁，每天清洗数次，勤换袜子。

2.洗脚盆及擦脚毛巾应同家人分开使用，以免发生传染。

3.平时不宜穿运动鞋、旅游鞋等不透气的鞋子，以免造成脚汗过多，脚臭加剧。趾缝紧密的人可用草纸夹在中间或选择分趾袜，以吸水通气。

# 晒伤

## ——夏季易晒伤，多喝三瓜汁

### 小偏方　三瓜汁

新鲜黄瓜、丝瓜、苦瓜各 50 克。

将 3 种瓜打成蔬菜汁饮用，每日 1 次。也可在皮肤晒伤局部外敷。

夏至已过，天气有些炎热。周末到了，小李禁不住同事们的劝说，跟她们一起去郊外爬山。因为怕晒伤，她在皮肤上涂了厚厚一层防晒乳液，还带上了遮阳伞。山里凉风习习，绿树成荫，大家都很有兴致，小李也十分高兴，收了遮阳伞一口气爬到了山顶上。

这一天玩得很高兴，但晚上回到家小李就觉得不对劲了。照照镜子，脸色红红的，还带着血丝，稍微有些肿了。洗脸后用毛巾擦一下，她禁不住咝咝地抽气，真疼啊。看来是晒伤了，这可怎么办？

小李连忙向笔者求救。笔者看了一下她的皮肤状况，是晒伤没错。询问了一下病史，小李属于敏感性皮肤，用药物处理还真不合

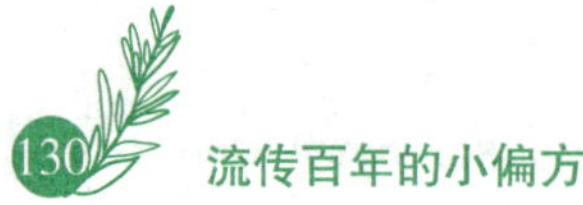

适，最好是用纯天然的办法。于是笔者给她她支了一招：

喝三瓜汁，并外敷做面膜。

三瓜是哪3种瓜呢？就是夏天常见的3种蔬菜——黄瓜、丝瓜和苦瓜。方法是取3种瓜各50克，分别去皮，丝瓜和苦瓜去子，一同放入榨汁机里搅打成汁，即可饮用，每天喝1杯。再取一张面膜纸，蘸满三瓜汁，敷到脸上，避开口和眼睛，20分钟后取下，用清水洗净脸即可。小李用了这个方法，第二天，脸上果然不红了，疼痛也明显减轻。第三天，就基本上痊愈了。

夏季外出容易出现晒伤，这就是医学上所说的日晒性皮炎，是由于日光的中波紫外线（波长290～320纳米）过度照射后，引起人体局部皮肤发生的光毒反应。

皮肤晒伤后反应程度因照射时间、范围、环境因素及肤色不同而有差异，多发生在暴晒日光后2～12小时内。皮损一般局限在日光照射的部位。开始时表现为鲜红色的斑块，边缘鲜明，重者可有红肿和水疱，晒伤部位有灼烧一样的疼痛感。晒伤面积过大时，会有寒战和发热等全身症状。正常情况下，晒伤后红斑和水肿经过几天时间就能消退，但会出现脱屑和暂时性的色素沉着。

晒伤后处理不当，会对皮肤造成严重的伤害。阳光中的紫外线对肌肤的伤害很大，轻者会晒黑和留下晒斑，严重的会使肌肤变得敏感，皱纹早生，甚至加速皮肤的衰老。

爱美是女性的天性，晒伤后一定要及时补救，改善受损的皮肤。那么，三瓜汁为什么会对晒伤有修复作用呢？下面分别说说这3

种瓜。

黄瓜被称为“厨房里的美容剂”。黄瓜除了富含碳水化合物、蛋白质、钙、磷等成分外，还有多种游离氨基酸以及挥发油、葫芦素、黄瓜酶等，能美容、清洁皮肤，防止或减缓皮肤老化。黄瓜捣碎敷脸可以舒展皱纹，治疗皮肤晒伤和炎症；黄瓜对皮肤还有增白作用，而且能使皮肤变得有弹性。中医认为，黄瓜性凉、味甘，能清热利水、解毒消肿、生津止渴，是一种药食两用的好食材。

丝瓜是葫芦科植物，是夏季清热泻火、凉血解毒的常用蔬菜。它颜色翠绿，质地鲜嫩，而且有一定的药用价值，新鲜的嫩瓜可以做菜，老瓜可以入药。这里我们用新鲜的丝瓜，它的汁液中含有皂苷、丝瓜苦味素、瓜氨酸、维生素A、维生素C和多种矿物质等，这些成分可以使面部皮肤洁白柔嫩、光滑滋润。

苦瓜也是葫芦科植物，它的根、茎、叶、花、种子都可以入药。中医认为，苦瓜味苦、性寒，能清暑解毒、明目。它富含蛋白质、碳水化合物、粗纤维及钙、磷、镁等矿物质，还含有苦瓜苷、果胶等成分，能够促进新陈代谢，养颜美容。

用对三瓜汤，相信会令你的皮肤安然度夏的。

除了这款三瓜汤，在夏季日晒强烈的季节，还可以多喝丝瓜汤、炒丝瓜、凉拌苦瓜等菜，对改善皮肤状态也有好处。

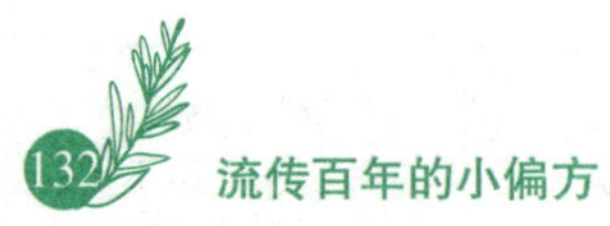

## 用于晒伤的其他偏方

1. 芦荟汁外涂可以可有效降温：将芦荟内的啫喱状汁液，涂在被晒伤的皮肤上，让汁液自然干透。芦荟除了可以帮助受伤的皮肤更快康复外，当皮肤因晒伤面出现灼热痛楚时，涂上芦荟汁液也有立即降热、清凉的功效。

2. 巧用西瓜皮治疗晒伤：可以用西瓜皮煮汤，具有清润的效果。也可以将西瓜皮打汁与蜂蜜混合后做面膜，敷脸 15 ~ 20 分钟，之后用清水洗净。

3. 冰牛奶消肿止痛：将牛奶放入冰箱的冷藏室，在 4℃的温度下冷藏。先用清水洗净晒伤部位，然后将干净的小毛巾或纱布在冷牛奶里浸湿后，拧至不滴水，敷在晒伤的皮肤上。隔 5 分钟浸一次牛奶，每次冷敷 15~20 分钟，每天敷 2~3 次。这样持续 3 天左右，晒伤的皮肤就会得到修复。

# 湿疹

## ——湿疹性缠绵，二花煎汤喝

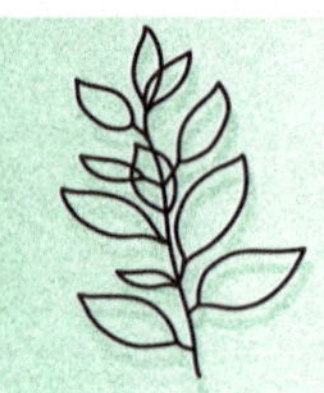

### 小偏方

1. 内服方：金银花、菊花各 10 克，甘草 6 克，蝉蜕 5 克。加 300 毫升清水煎成 200 毫升的汤，每日分 3 次服用。
2. 外用方：马齿苋 60 克，黄柏、苦参各 30 克，加适量水煎汤，放凉后，用干净毛巾蘸满药液局部湿敷。

说到湿疹，很多人都患过这种皮肤病，虽然不是大病，但是绵延反复、瘙痒严重，令人烦恼不已。

丽丽是一位公司白领，工作比较辛苦，最近手上长了湿疹。丽丽的手本来又细又白，现在先是双手长了一些红色的小丘疹，有些瘙痒。她没怎么在意，随意擦了点消炎的药膏，哪知道越擦越严重，丘疹发展成水疱，水疱表皮脱落，这样反反复复地折腾了两个月也不见好转，而且瘙痒加重，双手红肿，十分影响生活和工作。

听说中医对付湿疹有一些办法，丽丽便找到了笔者。此时正值夏季，天气比较炎热，笔者给丽丽开了如前所述的内服、外用各一

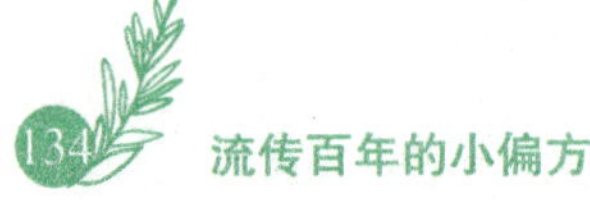

个方子，让丽丽回家试试。丽丽回家坚持了5天，虽然每天煎药有些麻烦，但效果的确不错。

那么，湿疹到底是怎么回事？这两个方子在治疗湿疹方面是如何发挥作用的呢？

研究认为，湿疹是由多种复杂的内、外因素引起的一种具有多形性皮损和渗出倾向的皮肤炎症性反应，皮损一般对称发生、形状多样。发病后自觉皮肤瘙痒剧烈。该病病情易反复，可迁延多年不愈。湿疹的病因不是很清楚，像过敏、自身免疫系统功能异常、药物、饮食、吸入物、感染、物理刺激、昆虫叮咬等原因都可能引起湿疹。一般认为湿疹与变态反应密切相关。从西医的角度来说，治疗湿疹多是对症治疗，多口服抗过敏药如扑尔敏等，外用一些药膏、洗剂等解除局部症状。

中医将湿疹称为“湿气疮”“湿毒疮”，将病因归结到“湿”和“毒”上。毒包括热毒、风毒等。湿包括内湿和外湿两部分，外湿一般指暑热季节，湿邪较盛，易侵袭人体；内湿则指体内的气机阻滞或痰湿内生，使水液代谢出现障碍，泛溢体表，引发湿疮。湿疹患者因为体内有湿邪，也容易出现胸中满闷、小便少、大便不调等问题。

给丽丽所开的药方中内服用金银花、菊花、甘草、蝉蜕，外敷用马齿苋、黄柏、苦参等药，这些药物联合起来，起到了清热解毒、除湿止痒的功效。

菊花是植物菊的头状花序，味辛、甘、苦，性微寒，归肺、肝经，能够疏散风热、清热解毒。金银花是植物忍冬的花蕾，味甘，性寒，归肺、心、胃经，能够清热解毒、散瘀消肿，是治疗阳性疔疮的要药。蝉蜕是昆虫黑蚱羽化后的的蜕壳，味甘、性寒，归肺、胃经，能够疏散风热、透疹止痒，可以改善湿疹的皮肤瘙痒症状。

马齿苋、黄柏、苦参能清热、燥湿，止痒敛疮，外用湿敷对改善局部症状非常有益。

这两个方子都很小，所用的药物也很常见，尤其在夏季，可以选用新鲜的金银花、马齿苋，疗效更好，但记住，使用鲜品时剂量要加倍。

而且，一旦患了湿疹，日常生活的一些细节也要注意，如尽可能避免外界不良刺激，如热水洗烫、剧烈搔抓等；尽量不穿化纤贴身内衣、皮毛制品；避免食用易致敏和刺激性的食物，如海鲜、辣椒、酒、咖啡等。还要保持保持皮肤清洁，防止皮肤感染。避免过劳，保持乐观稳定的情绪。

虽然湿疹很“难缠”，但是只要用对了方法，相信一定能尽快治愈。

## 用于湿疹的其他偏方

1. 湿疹瘙痒明显时，可以用香油或橄榄油外敷。

2. 湿疹瘙痒明显，局部皮肤皲裂、蜕皮，反反复复，退了一层皮，又有新发，角化明显，可以用白醋和温开水以 5 ∶ 5 的比例调好后，把患处泡在里面 5 分钟左右，然后用保鲜膜包住，直到患处出汗为止。

3. 生地榆、马齿苋各 10 克，加水 500 毫升，煎至 200 毫升。晾凉后用纱布蘸取药液于湿疹局部湿敷。干后再蘸药敷，每天敷 3 ~ 6 次。

4. 薏米 15 克，红小豆 15 克，粳米 30 克。三者一起煮粥食用。

# 荨麻疹

## ——患了荨麻疹，艾灸效果好

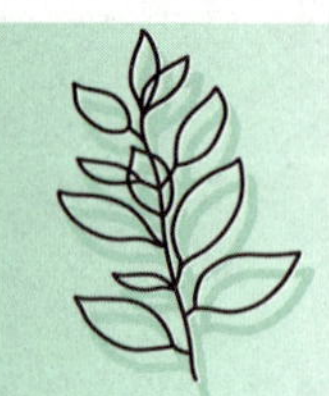

### 小偏方　艾灸曲池、血海、百虫窝等穴位

取穴合谷、曲池、血海、百虫窝、三阴交、足三里、风市、涌泉和百会。每次选取 3 ~ 5 个穴位，轮流用艾条灸，以局部发红但不起疱为度，每日 1 次。

小张是位新妈妈，孩子不到半岁。虽然宝宝很好带，她自己却在坐月子期间患了病。因为小张月子期间赶上了雨季，南方天气又格外潮湿，她的身上起了很多的风团，严重时遍布全身全脸，巨痒无比。去看了医生，医生说她患的是荨麻疹，后来吃了一些药物，但病情时好时坏，反反复复地并没有治愈。时间一晃过去了5个多月，医生说已经转成慢性荨麻疹了。现在小张连鸡蛋、瘦肉这些蛋白质含量高的食物都不敢多吃，十分苦恼。

这次经人介绍，小张来咨询笔者。笔者认为根据她的病情可诊断为慢性荨麻疹，可以通过中药配合家庭艾灸来治疗。笔者教小张

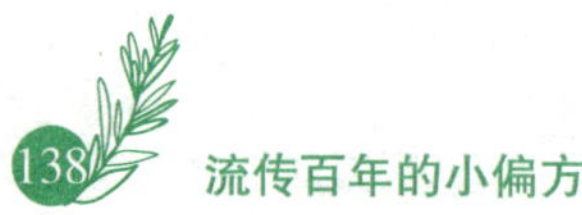

的家人几个常用的治疗荨麻疹的穴位，分别是合谷、曲池、血海、百虫窝、三阴交、足三里、风市、涌泉和百会。在这些穴位中，每天选3～5个，轮流用艾条灸，以局部发红但不起疱为度。小张坚持了10天，果然有些效果。

其实，荨麻疹是全球范围内发生的疾病，可见于任何年龄，发病率高低取决于病因。一般人群发病率为1%～30%，我国人群荨麻疹的患病率在20%左右。

荨麻疹俗称“风疹块”，是皮肤和黏膜的小血管扩张及渗透性增加引起的局限性水肿反应，它通常和人体的免疫力低下或免疫功能失调有关。荨麻疹一般病程在6周以内的为急性，病程大于6周的为慢性。除了风团外，有的患者还有腹痛、腹泻等症状。80%～90%以上的病人找不到病因，治疗较困难。

荨麻疹为发作性的皮肤黏膜潮红或风团，风团形状不一、大小不等，颜色苍白或鲜红，时起时消，单个风团常持续不超过24～36小时，消退后不留痕迹。

中医认为荨麻疹多是由于血虚风燥、胃肠湿热等原因引起的。如果西医治疗的效果不好，可以尝试用中医来逐渐调理体质，体质改善后，荨麻疹自然就好了。中医治疗荨麻疹要针对病因，也就是改善血虚风燥和胃肠湿热，治疗上要祛风止痒、补脾燥湿、调和气血。上述推荐的家庭艾灸法，取穴原则便基于此。

合谷穴是手阳明大肠经的穴位，在第二掌骨中点的边缘，中医说肺主皮毛，肺和大肠相表里，因此合谷是很多皮肤病必取的穴位。

曲池穴是手太阴肺经的穴位，在肘横纹外侧端的凹陷处，也是防治皮肤病的重要穴位。

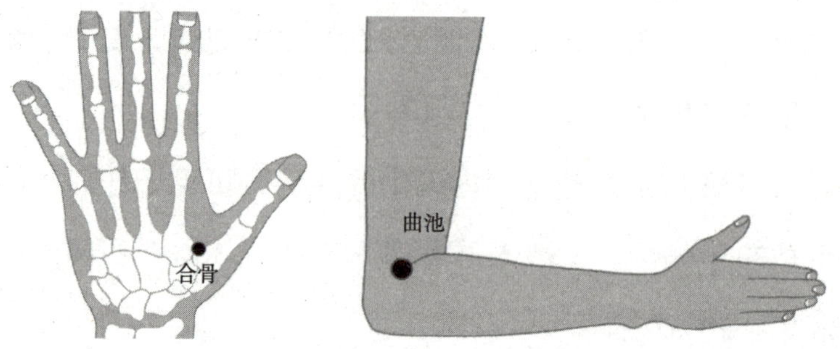


三阴交穴是足太阴脾经的穴位，在足内踝上3寸。它是脾、肝、肾三经相互交会的地方。中医认为，脾统血，能化生气血；肝藏血；肾为先天之本，精气能生气血。艾灸三阴交穴，能化生气血、排出毒素，是湿疹、荨麻疹、皮炎等问题常用的穴位。

足三里是足阳明胃经的穴位，是常用的保健穴之一。足三里位于外膝眼下3寸，胫骨边缘。它能调节人体的免疫力、增强抗病能力，还能通经活络、祛风化湿。荨麻疹的发病与人体免疫力降低相关，常灸足三里能扶正祛邪，对本病有益。

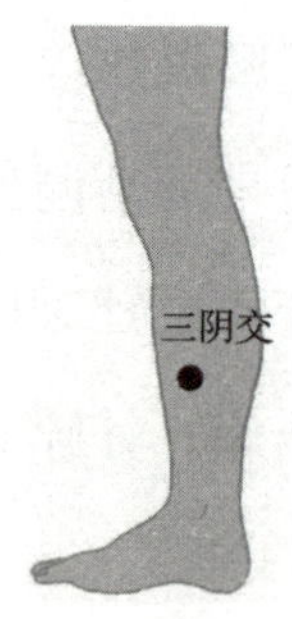


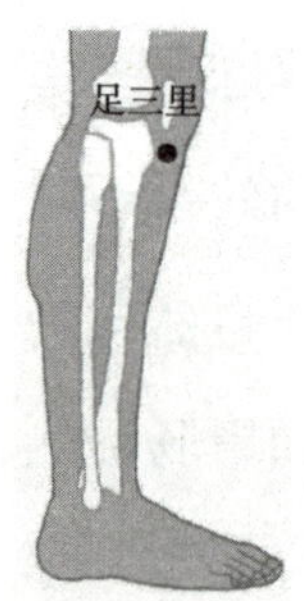


风市穴为足少阳胆经穴位，在下肢的大腿外侧，腘横纹水平线上7寸。推荐一个简便取穴的方法：直立，手下垂于体侧，手中指指

尖所对的位置即是风市穴。风市，就是指风邪、水湿聚集的地方，而荨麻疹瘙痒与风邪、湿邪有关，故常选用本穴。

涌泉穴，是足少阴肾经的穴位，在人体足底，位于足前部凹陷处第2、第3趾趾缝纹头端与足跟连线的前1/3处。涌泉就是说人体肾经之气犹如源泉之水，来源于足下，涌出灌溉周身、四肢各处，是一个保健要穴。经常灸或按摩本穴，能提高人体的免疫力，对改善荨麻疹有帮助。

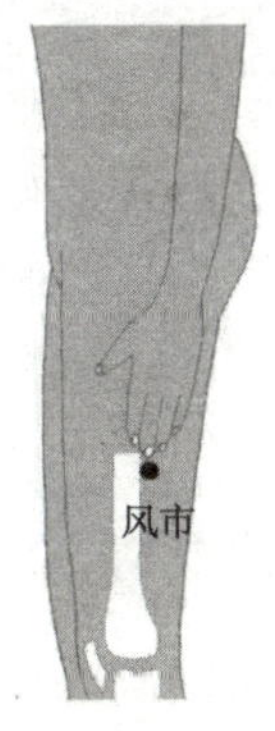


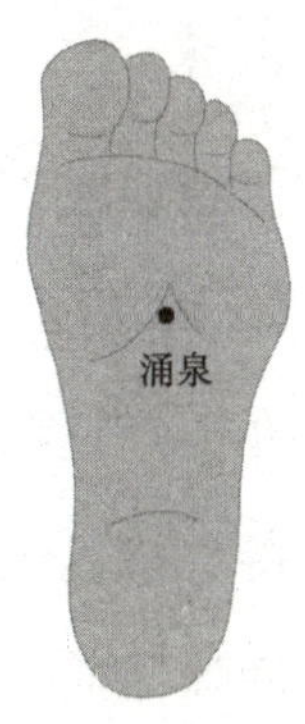


血海穴是足太阴脾经的穴位，曲膝，在大腿内侧髌骨上端2寸的位置。血海顾名思义就是血液的聚集之处，有引血归经的功效。中医说“治风先治血，血行风自灭”，将血调理好了，风邪引起的瘙痒也就消失了。因此很多以瘙痒为表现的皮肤病都会选择血海穴来治疗。

百虫窝穴在血海穴上1寸，特别擅长治疗瘙痒病症。我们常形容发生瘙痒时，身上就像有很多小虫子在爬，如果将虫子赶走了，自然就不痒了，这就是百虫窝命名的缘起。

百会穴，位于头顶正中线与两耳尖连线的交叉处。百会穴为百脉之会，贯达全身。头为诸阳之会，百脉之宗，而百会穴则为各经脉气会聚之处。《针灸资生经》上说，百会穴“百病皆主”，意思就是什么病都能治，荨麻疹也可以选用本穴。

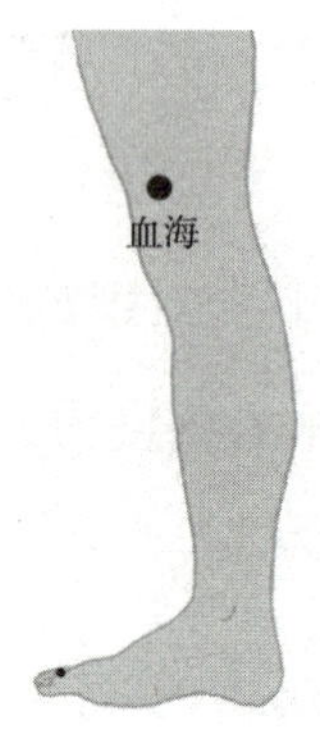


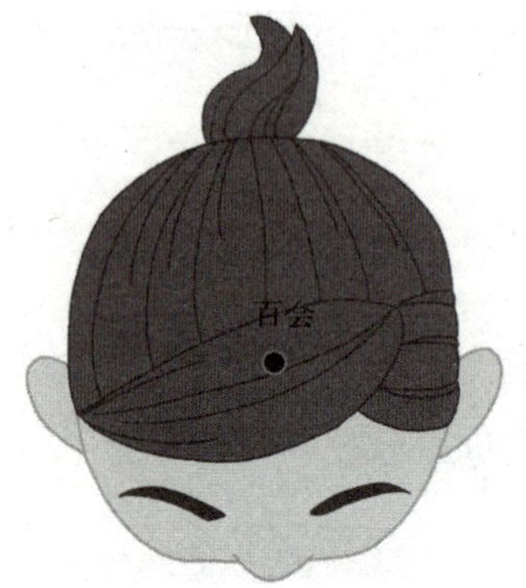


以上的穴位位置非常好找，荨麻疹患者不妨学习在家自己经常灸一灸，相信会取得较好的效果。

荨麻疹患者在治疗期间要注意一些生活细节，例如不要吃辛辣刺激的食物；保持心情愉快，多想快乐的事情，学会自我调节；多进行体育锻炼，增强体质。另外，荨麻疹发病时瘙痒严重，切忌去剧烈搔抓，也不要用很热的水去洗患部。

## 用于荨麻疹瘙痒的其他偏方

1. 取新鲜的龙眼壳 20 克，用适量水煎汤，待水温降至常温后，用龙眼壳汤洗瘙痒处，每天 1 次，可以有效缓解荨麻疹瘙痒。

2. 金银花 20 克，加适量水煮 10 分钟，用金银花水外敷患处，也能缓解荨麻疹瘙痒。

3. 夏季可以找新鲜的马齿苋 60 克，洗净后切成段，煎汤，外洗患处，也能祛风止痒，缓解瘙痒症状。

4. 用淘米水加一点盐煮水放温后擦洗局部。这个小偏方非常适合哺乳期的新妈妈，因为效果不错，而且绝对没有不良反应，不会影响宝宝。

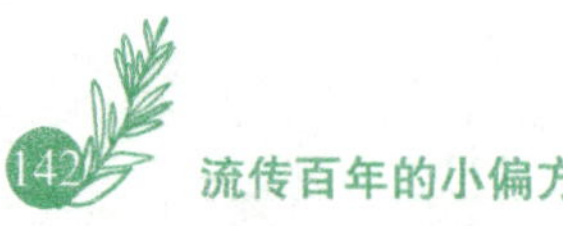

# 疣

## ——皮肤长疣不用慌，一味大蒜来帮忙

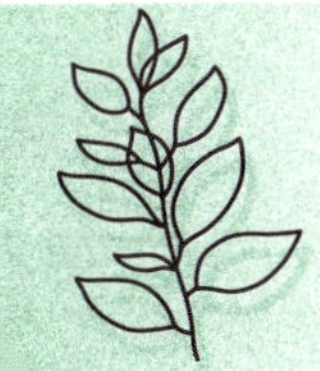

### 小偏方　大蒜去疣

大蒜（最好是独头蒜）适量。
将大蒜瓣切掉根部，切成小块，擦抹患处。

今年笔者很不幸在脚上长了两个跖疣，其实也就是俗语所说的"瘊子"。这个跖疣不偏不倚，正好长在了大脚趾缝的下边，平常走路倒也不觉得，就是不能剧烈活动。因为下个月要参加单位的羽毛球比赛，所以便去找皮肤科的同事帮忙给处理一下。其实笔者自己也知道，去那儿就是用液氮将这个疣烧掉，不知道的是这个要连着烧四五次，每次间隔是1周。第一次点了液氮之后，感觉整个大脚趾都火辣辣疼，一直到第二天，都不能着地。

回到家笔者就开始犯嘀咕，这么小个东西，却这么折磨我，要是它长在手上，或者其他地方，用磁极针或者丝线就可以把它给处理了。可这两个跖疣却偏偏长在脚底，突出的也不多，而且

直径有黄豆那么大，用丝线还真处理不了。笔者没有灰心，就开始翻古书，突然就发现了大蒜这个偏方。笔者一想这个方法很简单，于是就动手了。为了效果更好，笔者用小刀将跖疣表面的那层死皮轻轻地刮掉，然后开始涂大蒜汁。注意，涂几下之后，要把涂的那块消去一层，再用新鲜的蒜汁继续涂，一直到整个蒜瓣涂完。说句实话，之所以放弃液氮治疗，主要原因还是怕疼。到了第二天，笔者觉得跖疣好像小了一点。坚持连续涂了两天，跖疣也退得差不多了，到第三天的时候，基本上就能看见底下正常皮肤的颜色了。

疣是一种发生在皮肤浅表的良性赘生物，因其皮损形态及部位不同而名称各异，最常见的是长在手部的瘊子、脚部的跖疣、胸背的鼠乳。

大蒜之所以能治疗疣，是因为其含有挥发油，挥发油中主要成分为大蒜辣素，具有杀菌作用。其次大蒜液有很强的腐蚀性，可以对病变组织形成一种刺激，促使其死亡。

有的疣还有传染性，叫软疣，俗称（水瘊子），会从身上的一个部位传染到其他部位，这种情况一定要小心。不可以在清除疣的时候，将清除下来的疣接触到其他部位，更不可以搓澡。这种疣在清除的时候一定要和硬根一起清除。还有一种疣，会反复生长，而且还会在离大疣不远的部位生出小的疣，这种疣俗称“母瘊子”。

其实，手上、颈部、身上的疣，其病理变化都是一样的，只是长的位置不一样而已。所以这个偏方都是适用的，要是长在手上或其他暴露的部位，处理起来更方便。

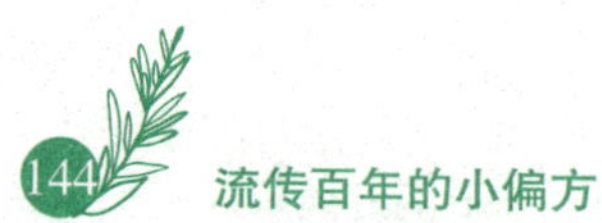

## 用于疣的其他偏方

1. 细丝线勒法

材料：碘酒、75%酒精适量，细丝线 1 根。

方法：先用碘酒消毒瘊子和周围的皮肤，然后用酒精脱碘，最后用细丝线在瘊子根部勒紧系住(余线剪断)，阻断血液供给。如瘊子蒂大，过三四天再勒紧一回。这样，小的瘊子和赘生物，四五天即会干枯脱落，大一点的会在 1 周以后脱落。

适应病症：暴露部位的疣。

2. 蒲公英

材料：新鲜蒲公英。

方法：将新鲜的整朵蒲公英花折下，花茎就会流出乳白色的汁液，把汁液在瘊子上反复涂抹，每天涂 1~2 次。

适应病症：一切疣。

3. 丝瓜叶

材料：丝瓜叶适量。

方法：将丝瓜叶揉搓后，和汁水一起涂擦于患处，两三天后身上的疣体开始变小，连续涂擦，直至所有软疣消失。

适应病症：软疣。

4. 蓖麻仁

材料：鲜蓖麻仁 7 枚。

方法：取鲜蓖麻仁，切成两半，用其切面反复涂擦母瘊。每天 1~2 次，每次数分钟。

5. 马齿苋

材料：新鲜马齿苋适量。

方法：将新鲜的马齿苋洗净，剁成细末，纱布包好挤出汁液。每日早晚各一次，将汁液涂抹于患处。

适应病症：扁平疣。

# 脱发

## ——脱发并非鬼剃头，首乌补肾可生发

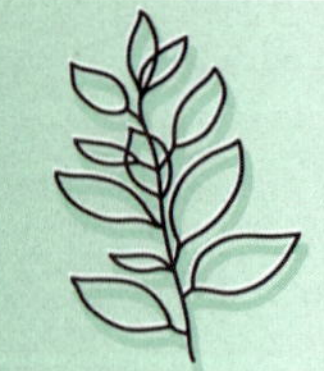

### 小偏方

1.制何首乌15克，黄精、黑豆各10克，放入砂锅中，加适量水煎煮，每日1剂，分早晚2次服用。7～10天为1个疗程，连服3～4个疗程，每疗程间隔1周。也可以用制何首乌10克，大枣5枚，粳米 50克，制何首乌加水煎取浓汁，放粳米、大枣、适量清水，同煮粥，每日服2次。适用于须发早白，头晕眼花，大便秘结等症。

2.将生姜切成片，在斑秃的地方反复擦拭，每天坚持2～3次，能刺激毛发的生长。

有一年的夏天笔者的一个中学同学到北京开会，偶然的机会联系到笔者，多年没见面，相见之下笔者简直认不出他了。古诗说“乡音无改鬓毛衰”，这位同学却是“乡音无改鬓毛无”。不止鬓毛，他的头发已经掉了大半了。笔者跟他打趣说：“都说热闹的马路不长草，你这是聪明的脑袋不长毛啊。”老同学苦笑了一下，说：“别拿我我打趣了，我一直为这头发犯愁呢！听说你在北京做医生，这不专门找你来了。”根据他的情况，笔者给了他一个小药

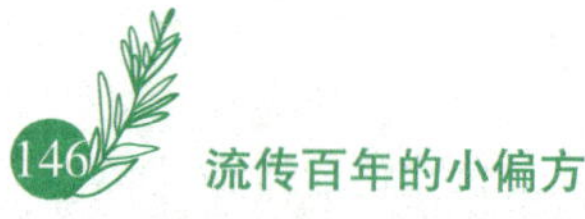

方，就是制何首乌、黄精、黑豆水煮。同时教他一个老办法，将生姜切成片，在头发稀的地方反复擦拭，每天坚持2～3次，以刺激毛发的生长。过了大半年同学打来电话，说头发不掉了，而且开始长出新头发了。

脱发是指头发脱落的现象。正常脱落的头发都是处于退行期及休止期的毛发，由于进入退行期与生长期的毛发处于动态平衡，故能维持正常数量的头发，是正常的生理性脱发。头发每天要脱落50～75根，这是因为毛发的生长具有周期性，即可分为生长期、退行期及休止期，处于生长期的毛发约占全部毛发的85%，此期间头发每天增长0.27～0.4毫米。毛发的生长期为2～6年，进入退行期以后，毛囊下部包括生发部分的毛球开始萎缩，毛发不再增长且变得松动易于脱落，处于退行期的毛发约占全部头发的1%。头发进入休止期，毛囊下部完全萎缩，毛发脱落，处于休止期的毛发约占全部头发的14%。休止期持续3~6个月，而后毛囊又进入生长期，有新头发长出。

制何首乌的名字与它的功效有密切关系，何首乌是使头发变黑的意思，据说是一位姓何的人发现的，所以取名何首乌。何首乌入药有制用、生用两种，黑发、生发一般用制何首乌。制何首乌具有补肝肾、益精血、乌须发、生发、强筋骨之功效，主治精血亏虚、须发早白、肢体麻木、神经衰弱等症。而黄精被明代医药学家李时珍誉为“宝药”，《本草纲目》记载：黄精能补脾润肺、益气养阴、生津止渴。黑豆又名乌豆，具有养血乌发、补血润燥、降脂通便的功能，主治血虚脱发、须发早白、高脂血症等症。上述药物配伍，可谓珠联璧合，具有较好的生发、乌发效果，长期服用还没有明显的不良反应。

### 用于脱发的其他偏方

1. 侧柏叶 30 克，当归 12 克。将上药加水煎煮后去渣取液，每日 1 剂，分 3 次服下。

2. 透骨草 15 克，水煎取汁，先熏后洗头，洗后用清水冲洗，每日 1 剂，一般 3 剂可见效，适用于脂溢性脱发

3. 柚子核治落发。如果头发发黄、斑秃，可用柚子核 25 克，用开水浸泡 24 小时后，每天涂拭 2 ~ 3 次，可以加快毛发生长。

4. 车前草 200 克，米醋适量。将车前草全草焙成炭，浸入米醋，1 周后用该药醋外涂患处，每日 2 ~ 3 次。

### 医师提示

## 脱发的日常调养

除了药物治疗，脱发的人群还应当注意以下方面的调养：

1.均衡膳食。

多食含有丰富蛋白质的鱼类、大豆、鸡蛋、瘦肉等，这些食物对保护头发、延缓老化具有较好的作用。少食辛辣食物、咖啡、烈性酒，以及生冷、肥腻食物。不吸烟。

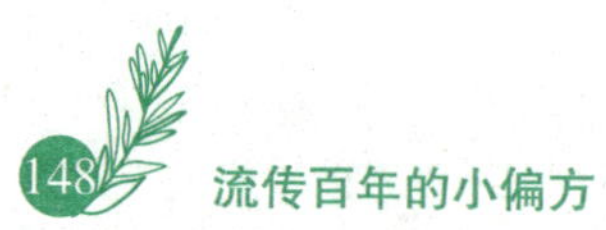

2.保持头皮清洁。

头皮是头发生长的土壤，要护理头发，必须先从护理头皮入手。头皮脏不仅会造成脱发，还会使新发难以生长。

3.按摩头皮。

按摩头皮能促进血液循环，头皮的血液循环良好，毛囊就能获得所需的营养物质，促使头发良好生长并且能延长头发的寿命。

# 皮肤瘙痒症

## ——皮肤瘙痒惹人烦，内服外洗不可少

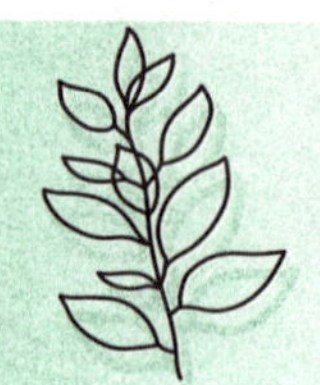

### 小偏方

1. 三味饮：女贞子、墨旱莲、白鲜皮各 10 克，一同放入砂锅中，加适量水煎煮，每日代茶饮用。
2. 荆防饮：荆芥 5 克，防风、蝉蜕各 10 克。加适量水煎煮，每日代茶饮用。
3. 首乌藤 30 克，加水煎煮取汁，趁热外洗皮肤瘙痒处。

有一年暑假笔者带着孩子去了美国看望叔父，叔父一家看到亲人非常高兴，热情招待笔者一家。闲谈时笔者发现叔父不停地抓挠身上，出于职业习惯，笔者仔细地问了叔父的情况。他说最近这两年经常感觉皮肤痒痒的，总得用手挠挠，正好你给看看。笔者初步判断叔父属于一般的老年性皮肤瘙痒，没有其他的病症。就给他开了一个小偏方——荆防饮，每天煎煮代茶饮用。并且教他用首乌藤煎煮取汁，擦洗皮肤。半个月后叔父的瘙痒症已经大为好转。回国前，笔者告诉他可以继续服用三味饮以巩固疗效。

皮肤瘙痒症在老年人中比较常见。其病因还不十分明确，多认为与

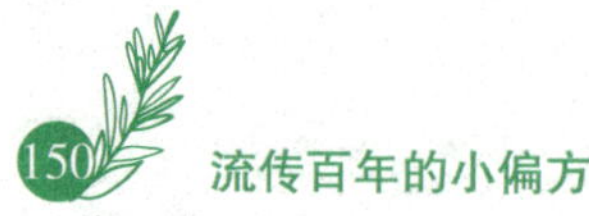

某些疾病有关，如糖尿病、肝病、肾病等；同时还与一些外界因素刺激有关，如寒冷、温热、化纤织物等。另外，精神因素，如紧张、兴奋、忧郁、疲劳、焦虑、急躁等都可以引起皮肤瘙痒。还有最常见的就是蚊虫叮咬导致虫咬性皮炎，产生瘙痒的症状；以及过敏体质的人食物过敏，如海鲜、牛羊肉等容易成为致敏源，从而导致皮肤瘙痒。

皮肤瘙痒是指无原发皮疹，但有瘙痒的一种皮肤病。医学上将只有皮肤瘙痒而无原发性皮肤损害者称为瘙痒症，属中医“痒风”的范畴。皮肤瘙痒分普通型和过敏型两型，可全身发生，尤以面、背和四肢为多。普通型皮肤瘙痒一般是皮肤太干燥造成的，可以口服鱼肝油丸、多种维生素片等。使用西药前必须经过专业医生的诊断、指导，不可盲目自行用药，尤其是含激素类的药物。

上文介绍的小偏方主要作用是补益肝肾，增强机体免疫力，如女贞子、墨旱莲；再加上祛风止痒的中药，如荆芥、防风、蝉蜕等。下面还有一些民间经验外治方提供给大家。

## 用于皮肤瘙痒的其他偏方

1. 新鲜老生姜1块捣烂如泥，以纱布包裹，涂擦患处。此偏方既能止痒，又能滋润皮肤。

2. 每晚睡前，用面盆盛半盆清水，放适量食盐或米醋，加热至盐溶解，用毛巾蘸水搽洗患处。此偏方适用于中老年人皮肤瘙痒症，效果较好。

医师提示

## 皮肤瘙痒症的日常调养

1.生活规律，早睡早起，适当锻炼。及时增减衣服，避免冷热刺激。

2.全身性皮肤瘙痒患者应注意减少洗澡次数，洗澡时不要过度搓洗皮肤，不用碱性肥皂。

3.内衣以棉织品为宜，应宽松舒适，避免摩擦。

4.精神放松，避免恼怒忧虑，树立信心。积极寻找病因，去除诱发因素。

5.戒烟酒、浓茶、咖啡及一切辛辣刺激食物，饮食中适度补充脂肪。

# 第四章 宝宝生病您别烦，小方有效又安全

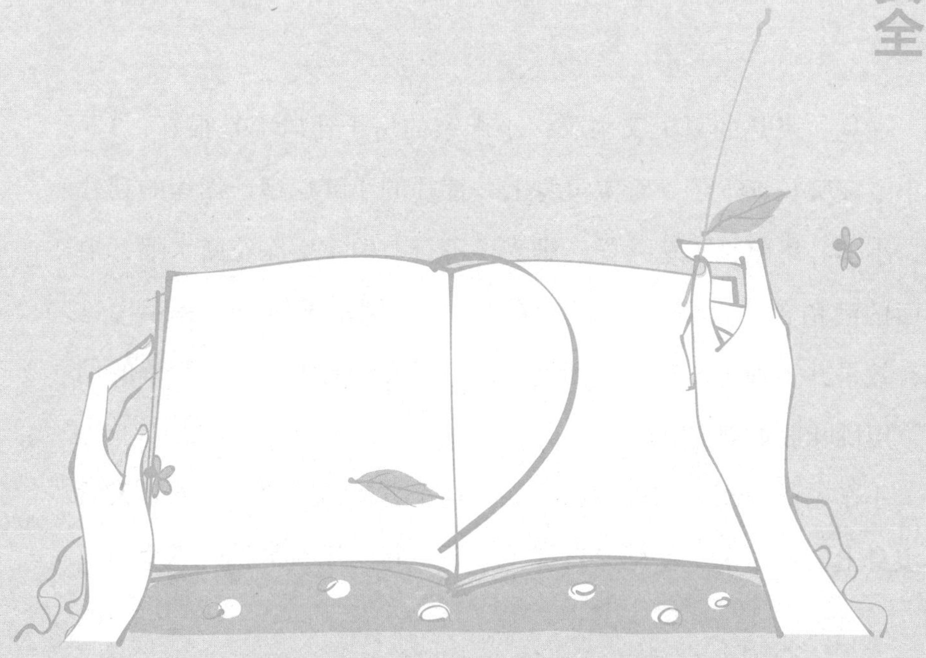

# 痱子

## ——宝宝痱子痒难耐，新鲜桃叶洗一洗

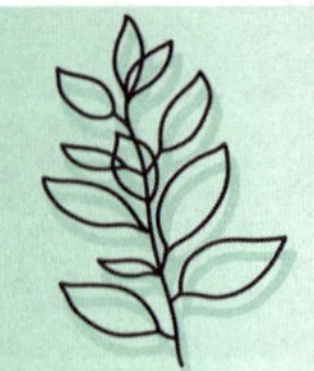

### 小偏方

新鲜桃树叶子 5 ~ 10 片。

将桃树叶子用清水反复洗几次，将上面的灰尘、虫卵洗刷干净。用 100 毫升的水和桃叶一起放到锅里煎汤，时间为 20 分钟左右，再用消毒纱布蘸取桃叶水反复涂擦长痱子的部位。

一晃，炎热的夏天又来了，小李家的房子通风不是很好，3岁的小宝宝又长痱子了。看宝宝身上一片片的小红疙瘩，痒痒的到处蹭，小李心里跟长了草一样，难受得不行。给宝宝涂花露水吧，怕里面的酒精含量太高，对宝宝皮肤不好；用痱子粉吧，去年用过了，效果并不理想。小李找到笔者，笔者便给她说了一个简单的偏方，用桃叶煎水给宝宝擦洗。

小李家门前刚好有株桃树，就用这个方法试了试，果然几天后宝宝身上的痱子消了。她又发挥了一下，每天用新鲜桃叶煮水给宝

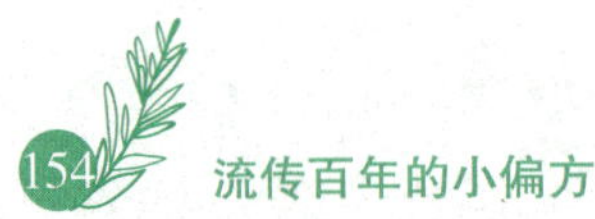

宝洗澡，坚持下来，整个夏天，宝宝竟然没有再长痱子了。她不禁感叹，原来还有这么省钱又省事的偏方啊！

痱子的形成是由于夏季气温高、湿度大，身体出汗过多，不易蒸发，汗液浸渍表皮角质层，汗腺导管口出现堵塞，汗腺导管内的汗液不能排出体外，内压增高而使汗腺导管发生破裂，汗液渗入周围组织引起刺激，以皮肤出现针头大小红疹或小疱，灼热瘙痒为主要表现的皮肤疾病。宝宝皮肤娇嫩，炎热潮湿的夏季更容易长痱子。

桃是一种蔷薇科植物，除了水灵多汁的桃子，桃树的一身都是宝，它的叶子、花、果实和种子等都可以入药。例如桃叶，其味苦、性平，能够杀虫止痒、发汗，可用于治疗湿疹、体癣、痤疮等。还有人用新鲜的桃叶煎汤洗头发，可以去屑止痒，对养护头发有益。桃花不仅美丽，还能治疗水肿、便秘，用处多多。治疗痱子用到桃叶，就是使用了它杀虫止痒的功效。

长了痱子后，最有效的治疗方法是将患者置于凉爽的环境中，几天至几周可自愈。日常生活中要加强室内通风、散热，注意穿衣宽松，并要勤换衣服。小宝宝语言能力尚在发育中，痱子初起时往往不能告诉父母，这时，父母们应该多观察宝宝的身体，及时发现并采取措施，以免使痱子层出不穷，严重的还会引发感染化脓。

另外，夏季在饮食上多调节，对预防和减少痱子的发生也十分有益，可以多吃西瓜、丝瓜等食物。西瓜能清热解暑、凉血止渴，预防痱子的发生。将西瓜皮洗净切片熬汤给较小的宝宝服

用，对预防痱子也有良好的效果。另外，夏季不妨给宝宝多吃点丝瓜，也能预防痱子的发生。

### 用于痱子的其他偏方

1. 三豆薏米汤：黑豆、绿豆、红小豆、薏米各20克，一起放入清水锅中，煮沸后小火煎煮20分钟，取汤饮用。此汤有清热解毒、健脾利湿的功效，是夏季小儿的保健佳品。

2. 绿豆鲜荷叶汤：绿豆30克，鲜荷叶1张。荷叶洗净撕成小块，绿豆洗净，两者一起熬汤，温热时喝，能清热解毒，对缓解痱子有益。

3. 丝瓜叶汤：新鲜的丝瓜叶30片，用适量清水煎汤，外用洗澡，每日1次，可以清热止痒，对缓解和预防痱子有益。

# 过敏性咳嗽

## ——过敏性咳嗽莫着慌，巧吃鸡蛋喝甜汤

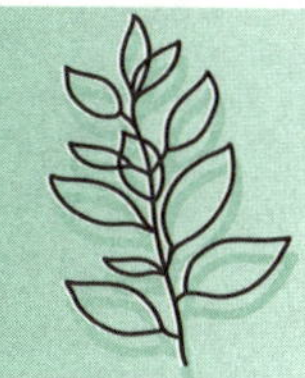

### 小偏方

1. 陈皮、山楂、甘草各 5 克，煎水 300 ~ 500 毫升，调入蜂蜜当水喝。
2. 将 1 个鸡蛋直接磕入碗中，不搅拌，再放入 1 勺白糖和 1 勺植物油，隔水蒸熟，每日睡前吃。

涛涛才2岁多，一向体弱多病。这不，冬春之交的一场感冒，发烧了好几天不说，涛涛还不停地揉鼻子，等到大把的清鼻涕渐渐变成了浓鼻涕，半个多月还不见好。而最让妈妈揪心的是咳嗽，从2月一直咳到了4月，开始时又是止咳药、又是消炎药的一通折腾，效果不大，那就改吃中药调理吧。调了1个多月，大夫说没有炎症了，听听肺部没有哮鸣音，脾胃也没什么大问题，等天气暖和不感冒了自然就能好，不用再吃药了。可是停了药，这说话就快到5月了，涛涛每天早晨起床和午睡起来还是会咳上一阵儿，其他时间咳得不太厉害，有时夜里也咳，时重时轻。这咳嗽什么时候是个头儿啊？涛涛

妈一想起来心里就堵得慌。

涛涛妈后来找到了笔者，笔者听了她的描述，又看了看孩子的化验检查和舌头，判断涛涛很可能是患了过敏性咳嗽。顾名思义，过敏性咳嗽就是由过敏所致，这多与孩子的过敏体质有关，遇到病毒、细菌感染便可诱发。

过敏性咳嗽是哮喘的一种特殊类型，为儿科较常见的临床疾病，其特点是反复咳嗽，还多因感冒、呼吸道感染的诱发而加重，因此易被误认为感冒和气管炎、肺炎。若按照治疗感冒、气管炎、肺炎的方法治疗，不但不见疗效，还容易错过最佳治疗时间，使反复咳嗽继续，且容易因不及时诊断和积极治疗而转变成哮喘。据统计，在过敏性咳嗽患儿中，大约有42.9%的患儿可能因错误治疗而出现哮喘症状，甚至发展为支气管哮喘。

小儿过敏性咳嗽常发生在冷热交替或是季节交替的时候，或是花粉较多的春季。症状表现为：爱揉鼻子、揉眼睛或是挠头皮；通常晚上睡觉前咳一阵，半夜醒来咳一阵，早上醒来咳一阵，且每次咳嗽时间不长，日间一般很少或基本不咳，但在运动后或哭闹时加重；睡觉时爱出汗，还不爱平躺着睡，而是蜷曲着；反复发作，咳起来比较剧烈，呈阵发性；咳嗽时间较长，一般都超过3个月；孩子虽然咳嗽，但是不发烧，咳嗽时呼吸较急促；夜间比白天重，这一点在小儿非过敏性寒咳中也常会出现。

听涛涛妈说每天要给涛涛吃1个鸡蛋，笔者建议她试试把鸡蛋改在睡前吃。做法是将鸡蛋直接磕入碗中，不搅拌，再放入1勺白糖

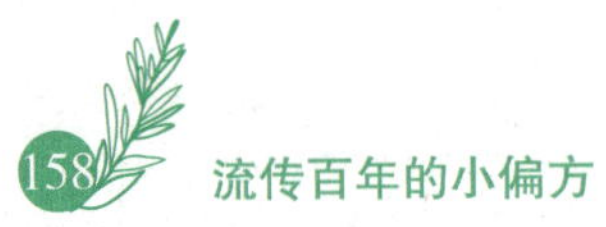

和1勺植物油，隔水蒸熟。白天可以用陈皮、山楂、甘草各5克煎水300～500毫升，调入蜂蜜当水喝。这个小方性质平和，且消食润喉，化痰升气，味道酸酸甜甜的，孩子也爱喝。但如果是1岁以内的孩子还是加白糖的好，不主张加蜂蜜。涛涛2岁多了，蜂蜜润燥止咳，可以适当喝一些。

两周后，涛涛妈说孩子好多了，直夸方子管用。笔者告诉她不必感谢，也有可能是天气渐暖，孩子不反复感冒，自然就好多了。另外，笔者提醒她，对于患过敏性咳嗽的孩子，需要加强日常护理，尤其在季节交替、气温骤变时，应尽量做好防寒保暖工作，避免反复着凉感冒。饮食上留意哪些食物会引起孩子的过敏症状，避免食用，如海产品、冷饮等。家中尽量不养宠物和开花的植物，不要铺地毯，减少对花粉、尘螨、油烟、油漆等的接触。不要让孩子抱着绒毛玩具入睡。保持室内干燥，通风良好。还要经常打扫卫生、清洗晾晒被褥。

### 用于过敏性咳嗽的其他偏方

1. 萝卜蜂蜜饮：白萝卜5片，生姜3片，大枣3枚，蜂蜜30克。将萝卜、生姜、大枣加水适量煮沸约30分钟，去渣，加蜂蜜即可。温热服下，每日1～2次。

这个偏方中，萝卜味辛、甘，性凉，有清热生津、凉血止血、化痰止咳等作用；生姜是散风寒、止呕下气的常用药；大枣多作和胃养血及调和药物使用；蜂蜜润燥止咳。4种成分配合可以起到散寒宣肺、祛风止咳的作用，用于伤风咳嗽，以风寒感冒咳嗽为宜。

注意事项：本偏方适用于体弱屡易感冒咳嗽，久治不愈或反复迁延的小儿。但风热咳嗽，见发热痰黄者，则不宜选用。

2. 蜜制百合：百合60克，蜂蜜30克。将百合洗净晾干，与蜂蜜拌匀，入锅隔水蒸熟。可给小儿作为点心吃。

这个偏方中，百合味甘、微苦，性微寒，有润肺止咳、清心安神作用，与蜂蜜同用，加强其润肺止咳作用。用于小儿慢性支气管炎，咽干燥咳，特别是入秋之后的干咳，伴大便秘结者更适宜。

注意事项：脾虚便溏的小儿不宜选用。

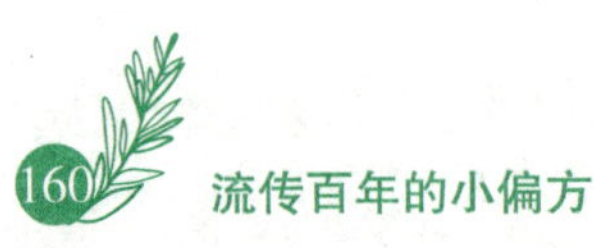

# 厌食

## ——小儿厌食愁不胖，分清虚实有良方

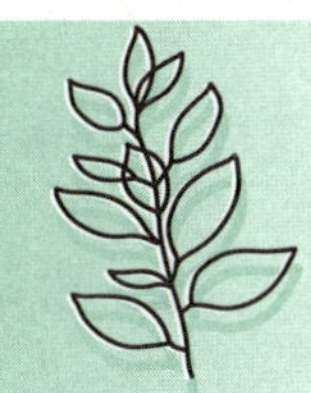

### 小偏方

1.党参250g，山药250g，鲜生姜250g，蜂蜜300g。生姜捣碎取汁，党参、山药研末，与生姜汁和蜂蜜搅匀，煎膏。每次1汤匙，每天3次，热粥送服，连服数天。适合于脾胃虚弱引起的小儿厌食。

2.山楂20克，粳米100克，白糖10克。先将山楂入砂锅煎煮，取浓汁去渣，然后加入粳米、白糖、适量水煮成粥，可以佐餐或当点心吃，不宜空腹食用。适合于伤食引起的厌食。

3.雪梨汁100毫升，酸梅10枚，白糖50克。将酸梅洗净，用温开水少许泡软，加白糖共捣成浆，滤去酸梅核，冲入雪梨汁，用凉开水调至500毫升，置冰箱内保存备用。适合胃阴不足型厌食。

阳阳妈最近一到饭点儿就犯怵，为什么呢？1岁多的宝贝阳阳就跟和饭有仇似的，勺子一到嘴边就扭头，要不就紧闭着小嘴，还用小舌头往外顶，好容易喂进去两口，第三口一定吐出来。不爱吃萝卜？那就换土豆！不爱混着吃？那就分着喂！不爱吃甜的？那就换咸的！一顿饭阳阳妈往往要做出四五样。喂的时候也相当讲究技

巧，趁阳阳不注意的时候塞上两口，或是一边讲故事一边喂，再不然就让姥姥表演杂耍，阳阳一乐，勺子就进了嘴。可是就连这样的状况也没能维持多久，阳阳很快就识破了这些“阴谋诡计”，不论妈妈再怎么哄怎么骗，就是不张嘴。1岁多的阳阳只有8.5千克，这个数值已经好几个月不变了，妈妈难过地说：“怎么别的孩子都和饭亲，就我们家阳阳这么难养啊？”

阳阳妈着急了，先是带孩子去了儿童医院的营养科，又找到了某位经常著书立说的育儿专家，抱回了一堆又一堆的中西成药。毕竟是药，连饭都喂不进去，喂药更成了个力气活儿，总不能每顿都捏着鼻子灌吧？阳阳妈放弃了。折腾来折腾去，阳阳还是那么瘦瘦黄黄的，也还是那么不爱吃。饥饿疗法也用过，阳阳饿了一样知道哭，可就是不像别的孩子那么狼吞虎咽，吃一点儿就够。

正好阳阳的姨姥姥从老家过来看亲戚，阳阳奶奶便留姨姥姥住一阵。看见阳阳面黄形瘦、不思饮食的样子，姨姥姥怪心疼的，再听阳阳妈说阳阳只要进食稍多或吃了较难消化的食物，大便次数就增加，再要不就夹有残渣，或是大便不成形，姨姥姥当时就拍胸脯说：“你们要放心，就交给我吧，我给他调调脾胃。这孩子，怕是有点气虚呢。”

“大夫的药都不吃，您还能有什么高招？”阳阳妈心里将信将疑，还是按照姨姥姥说的，上药店买了250克党参和250克的怀山药，交给姨姥姥。就看着姨姥姥这通忙活，先将鲜生姜放进臼子里捣得碎碎的，滗出汁来，又把山药、党参都研了末，和生姜汁加在

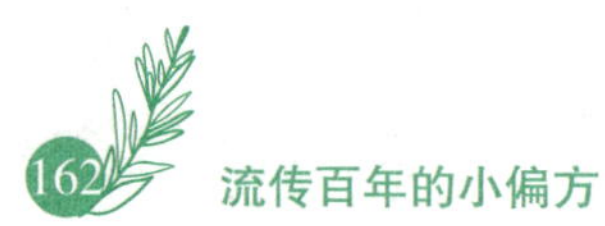

一起，搅匀了加适量水，用小火煎成了膏，透明的，黏黏的。

姨姥姥把阳阳搂过来：“你给姥姥尝尝这蜜够甜不？”说话间1汤匙的药膏就喂进了阳阳的嘴。阳阳舔舔嘴：“甜，阳阳还尝。”姥姥乐了：“行，不过咱得就着热粥尝，可不许多喝。”就这样，每天3次，一次1勺，姨姥姥都用热粥送着给阳阳喝下这个药膏，一连喝了半个月。

说来也奇怪，阳阳除了每天缠着姨姥姥要喝“蜜”以外，不知不觉地，饭量也悄悄地见长，不过姨姥姥可不由着他，每次就做那么一碗，看着阳阳吃差不多了就收，阳阳妈老觉得姨姥姥是成心不让阳阳吃饱。到了下一顿，往往是等阳阳饿得直叫唤，姨姥姥才慢吞吞地端上饭来。可就是这么着，阳阳的小脸儿还真慢慢红润起来，不再那么黄了。大便也一天一次，挺规律的。

阳阳妈彻底服了阳阳的姨姥姥，出门也不再那么愁眉苦脸了。

一个偶然的机会，笔者知道了这个故事，不由感慨老人家的智慧。

阳阳得的是厌食症，中医称为纳呆，主因脾胃功能失调。由于脾胃素虚，或喂养不当、饮食不节、伤及脾胃所致。小儿厌食表现为见食不贪，食欲不振，甚则拒食，食量较同年龄正常儿童明显减少，连续2个月以上。临床分为虚、实两证，虚证是因体质虚弱或久病元气耗伤，致使脾胃消化无力，食欲不振，面黄肌瘦，精神倦怠，乏力，或大便溏稀，唇舌颜色较淡，舌无苔或少苔，脉细弱无力。阳阳就属于这种情况。治疗是用健脾益气的方法，例如用上面说的小偏方调养一阵后就会有明显的作用。这是因为：

党参作为传统补益药，具有补中益气、健脾益肺之功效。《本草从新》中记载，党参能“补中益气，和脾胃，除烦渴”。山药具有补脾养胃、生津益肺、补肾涩精之功效，可用于脾虚食少，久泻不止。生姜则温中止呕，健胃散寒。这3种药合在一起，可以健脾益气，味道还有一点甜，孩子也愿意喝。

临床许多孩子厌食是属于实证，是因停食停乳引起的脾胃失调。简单地说，就是“吃多了”。孩子往往没有自制力，对好吃的东西总是吃个没够，很容易先“伤食”，再“厌食”。这种厌食表现为不想吃东西，硬吃下去会恶心呕吐，腹胀或腹泻，大便比较臭，手足心热，睡眠不安，舌苔黄白腻，脉滑数。这种情况可以先饿孩子两顿，给脾胃以休息的时间。如果效果不好，治疗以健脾消食为主，可以用下面的小偏方：

山楂20克，粳米100克，白糖10克。先将山楂入砂锅煎煮，取浓汁去渣，然后加入粳米、白糖、水适量煮成粥，可以佐餐或当点心吃，不宜空腹食用。这个小方可健脾胃，消食积。从西医的角度讲，山楂中的脂肪酶和山楂酸可促进脂肪和蛋白质的分解；而且山楂煎剂对痢疾杆菌、变形杆菌、大肠杆菌均有抗菌作用，是治疗胃肠道疾病的佳品。

有些孩子厌食是属于胃阴不足，常表现为口干多饮，不喜进食，皮肤干燥，舌苔中间缺一块或者干脆没有舌苔，舌质偏红。这就需要以养胃育阴为主，可以用下面的方子：

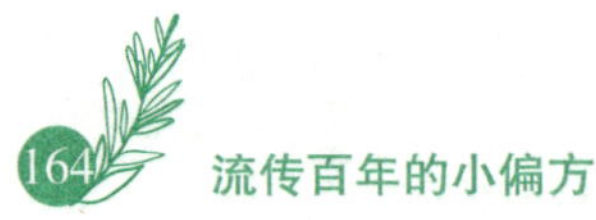

雪梨汁100毫升，酸梅10枚，白糖50克。将酸梅洗净，用温开水少许泡软，加白糖共捣成浆，滤去酸梅核，冲入雪梨汁，用凉开水调至500毫升，置冰箱内保存备用。1～2岁的孩子每次15毫升，3～5岁者每次30毫升，6岁以上每次50毫升，每日3～5次，连服3～5天。

## 用于小儿厌食的其他偏方

治疗小儿厌食，除了用些食疗方之外，捏脊疗法、按摩疗法等也是极为有效的，如果孩子能够配合，就不要嫌麻烦，每天给孩子做10分钟，贵在坚持。

1. 捏脊疗法

捏脊疗法对厌食效果好，特别是对虚证的孩子来说，又安全、又有效。家长的手法不一定要非常熟练，只要掌握基本要领就可以了，每次捏的时间也比较短，孩子容易接受。

具体方法：食指贴着皮肤，拇指在前，沿脊柱两侧从下往上捏，把肌肉捏起来稍微用点力。因为脊柱两侧全都是穴位，稍微用一点力，就会刺激穴位，每天可以捏一到两次，来回捏四五遍算一次。

捏脊跟针灸的原理基本上是一样的。通过捏脊可以促进胃肠蠕动、促进消化吸收，可以作为保健的方法在家里经常使用。

2. 按摩疗法

（1）运内八卦，即用大拇指顺时针按摩患儿手掌300次。

（2）摩腹，即用手掌轻轻按顺时针方向按摩患儿腹部100次。

（3）按摩足三里穴300次。

坚持每天1次，一周为1个疗程，能够起到调理脾胃、通调脏腑的作用，从而有效地治疗小儿厌食。

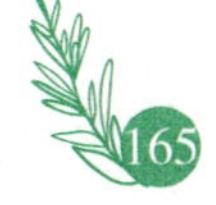

# 感冒

## ——感冒初起忌耽误，事半功倍效果好

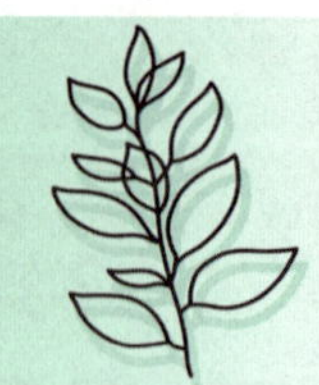

### 小偏方

1. 生姜 10 克，葱白 15 克，白萝卜 150 克，红糖 20 克，用水煎服。适用于小儿风寒感冒。
2. 板蓝根 15 克， 银花 10 克，玄参 10 克，以水煎服，每日 1 剂。适用于小儿风热感冒。
3. 鲜藿香叶 10 克，砂糖适量，水煎藿香，取汁 1 杯，入砂糖和匀饮用；或用绿豆 30 克，白糖适量，绿豆熬汤，加白糖，时时饮用。适用于小儿暑湿感冒。

朋友是个特别热衷于搜集偏方的孩子妈。一说起对付孩子的各种小毛小病，就头头是道，连笔者都自愧不如。一次闲聊中，笔者才知道了个中原因。朋友邻居的女儿妞妞今年4岁半。1岁以前妞妞只要一感冒，妞妞妈就抱着妞妞往医院跑。为了让妞妞好得快些，总是能输液打针就不吃药。随着妞妞渐渐长大，对打针抗拒得越来越厉害，妞妞妈于是也开始试着给妞妞喂药。可是效果并不明显，

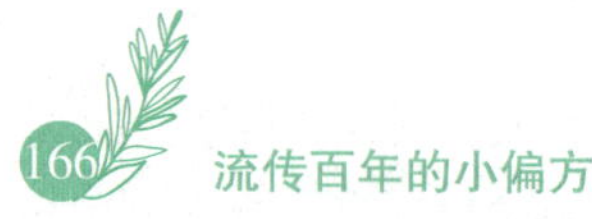

加量也没用，急脾气的妞妞妈便又回到了输液打针的老路上。可每次要请假不说，还要应付妞妞的大哭大闹。妞妞先是一遍遍地哀求，然后就是一边撕心裂肺地哭喊一边使劲地挣扎。后来发展到只要看到护士在准备药液，她就冲上去把药全部扔进垃圾桶里，家里几乎没人能制得住她。因此妞妞妈最发愁的就是妞妞患感冒，对孩子、对大人来说都是一种煎熬。妞妞的故事让笔者这个朋友警醒起来，从那以后每次孩子小病初起就先试试偏方，有效的话就尽量少打针吃药，为孩子也为自己减少麻烦。

朋友说，孩子感冒初起的时候，她最爱用生姜10克，葱白15克，白萝卜150克，红糖20克，用水煎服，孩子喝下后会微微出汗，症状也会明显减轻。

这个食疗方用于风寒感冒还是不错的，风热感冒就不适用了。

有些父母经常很困惑，怎么来辨别孩子是患了风寒感冒还是风热感冒呢？

感冒是小儿最常见的疾病，由感受风邪引起，好发于冬春二季，风邪多兼夹寒、热、暑、湿诸邪为病，分为风寒感冒、风热感冒、暑湿感冒。若病情较重，具有传染性的，称“时行感冒（流行性感冒）”。西医则认为感冒系感染病毒所致。

风寒感冒常表现为恶寒发热，无汗头痛，鼻流清涕，喷嚏喉痒，咳嗽痰白，肢体酸痛，口不渴，咽不红，治疗方法一般以辛温解表为主，像生姜、葱白这一类辛温之物用来正好。除了前文提到的食疗方以外，还可以给孩子煮点粳米粥，就是大米粥，里面放点

葱白和白糖，有助于发汗。方法是：准备粳米30克，葱白3～5根，白糖适量。先煮粳米粥，粥将熟时放入葱白，再煮数沸后加白糖，趁热服后可出微汗。

那么，孩子鼻塞不通气怎么办呢？可以取适量的葱白头，把它捣烂挤汁，涂抹于孩子的鼻唇间，可使鼻子通气。或将葱白捣烂，用开水冲后，趁热熏口鼻。还有个法子：取青葱适量，将青葱管划破，贴在孩子鼻梁上，每日3次，每次2小时。这对风寒感冒也有辅助治疗的作用。

如果孩子对胡萝卜不反感，也可以用胡萝卜汤来发汗。方法很简单，把胡萝卜洗净、切碎后煎汤，让孩子趁热喝下，可以发汗解表，主要用于感冒怕冷需发汗者。胡萝卜汤的发汗作用轻微而持续，且不用担心会发汗过度。

风热感冒则表现为发热恶风，有汗或无汗，头痛鼻塞，流涕喷嚏，咳嗽，痰稠色白或黄，咽红或肿痛，口干而渴。治疗方法以辛凉解表为主，像板蓝根、银花一类的清热凉血之物就比较合适。取板蓝根15克，银花10克，玄参10克，以水煎服，每日1剂。适用于小儿风热感冒，发热咽痛。

但如果持续高烧不退，还是建议父母及时带孩子就诊，让医生辨证施治为好，以免延误病情。

夏天闷热难耐，孩子经常容易患的一类感冒是暑湿感冒，表现为高热无汗，头痛咳嗽，身重困倦，胸闷恶心，食欲不振，或呕吐腹泻。这时应以清暑祛湿解表为主，像上面提到的绿豆汤、藿香水就是清解暑热的良药。

值得注意的是，由于近年来生活水平的提高，尤其是城市中的人们，早已远离自然，过起了冬有暖气夏有空调的日子。这一热一凉的，稍有不慎孩子就容易患上感冒。再加上孩子病情变化快，又易发高热，所以父母不要贸然地判断孩子得的就是某一种类型的感冒。在这里提醒父母们，感冒初起或是轻症时可以尝试用些简便易行的法子，往往事半功倍。但若是孩子起病急，病情重，还是应该去医院接受正规治疗。

### 用于小儿感冒的其他偏方

1. 将棉花用生姜水泡过，晒干后做成薄薄的小马甲，冬天给孩子穿上，可以预防小儿感冒。

2. 将生姜切末在锅里干炒，炒到快糊的时候放在孩子脚底的涌泉穴，然后穿上袜子。注意温热的时候放，以免烫伤。此方适用于小儿感冒流鼻涕。

# 便秘

## ——看似稀松平常物，调好便秘不虚浮

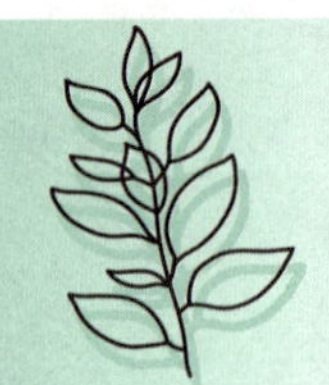

### 小偏方

1.菠菜粳米粥或麻油拌菠菜：取菠菜100克，粳米50～100克，粳米煮粥，菠菜焯水后切段，放入粥中；或将焯水后的菠菜用麻油拌食。适用于小儿实证便秘。

2. 松子粥：取松子仁 10 克，粳米适量，将松子仁研碎，与粳米共煮粥，可以用蜂蜜调味。适用于小儿虚证便秘。

一次在朋友聚会时，笔者听到一位妈妈的“苦恼”：她的儿子贝贝快3岁了，从2岁半起，排便就一直很费劲，有时候一连3天都不大便。贝贝的大便很干、很硬，还特别粗，颜色也发黑，掉到小马桶里就听到“咚”的一声响，再要不就“咣当咣当”地砸几颗“羊屎豆”。贝贝每次排便都很痛苦，坐在那儿好长时间都拉不出来，难受得直哭，然后就挺直腰板不愿拉了。看着儿子这么受罪，当妈妈的也很着急。

贝贝爱吃肉，不太爱吃菜，也不爱喝白开水。可书里不是说

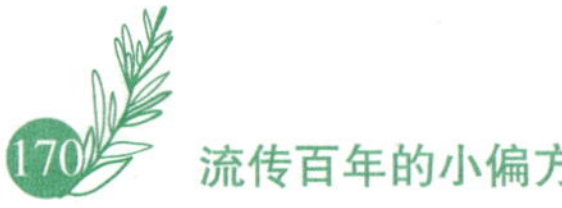

要多吃蔬菜水果、多喝水吗？好吧，一起床奶奶便哄着贝贝先喝上一杯蜂蜜水，早饭是红薯粥，不爱吃菜就剁得碎碎的和肉一起蒸包子，再加上水果啦、酸奶啦、西梅酱啦，各种的“催便”攻略……可贝贝的便便还是得靠两三天用一回开塞露，才“千呼万唤始出来”。妈妈带贝贝去了医院，把大夫开的药拿回来一沏，又黑又苦，贝贝闻了闻就跑了，还换上一副“打死也不喝”的英勇表情。可老用开塞露也不是个事儿呀，奶奶有时候会用点肥皂头给贝贝塞进肛门里。贝贝的“便事”牵动着全家人的神经。爸爸妈妈回来的第一句话就是：“贝贝今天大便了吗？”简直就像相声里说的大人间问候“您吃了吗”那样习以为常。

笔者很理解贝贝妈妈的烦恼。小儿便秘很常见，是指大便干燥坚硬，次数减少，间隔时间延长，或虽有便意，但排出困难的一种病证。往往由于饮食不当，过食辛辣、香燥、炙烤之品或食物过于精细，导致燥热内结，肠腑传导失常，从而引起便秘；也可因先天不足，大肠传送无力或病后耗伤津液而致大便秘结。由于排便困难，部分孩子可发生食欲不振、睡眠不安，或可由于大便时用力太过，引起肛裂或痔疮。

小儿便秘分为实证和虚证。实证主要因饮食不当而起。证见大便干结、坚硬，形似颗粒；孩子腹胀且痛，烦躁哭闹，手足心热，口臭，唇赤，苔黄厚，小便短少色黄，胸胁痞满，纳食减少，指纹色紫。贝贝就属于实证便秘，治疗以清热消导为主。笔者向贝贝妈建议，可以给贝贝多喝点菠菜粥，或是吃些麻油拌菠菜。

中医认为，菠菜性甘凉，有补血止血、利五脏、通血脉、止渴润肠、滋阴平肝、助消化、清理肠胃热毒的功效。还有个办法，就是用鲜豆浆和浓米汤混合后加入蜂蜜，不但好喝还有营养，更重要的是豆浆能清热利便，浓米汤有益气、养阴、润燥之功效，再配以蜂蜜，润肠通便的效果很好。此外，还可尝试用香蕉糊和蜜汁白萝卜作为日常点心，这两样小食制作简单，且材料易得。

1.菠菜粳米粥

取菠菜100克，粳米50～100克。将菠菜置沸开水中烫至半熟，捞出切成小段，粳米置锅内加水煮成稀粥，后加入菠菜再煮数沸，入油、盐调味，分1～2次服完。每日1次，连服5～7天。

2.麻油拌菠菜

取鲜菠菜120克，将菠菜洗净，放沸水中烫3分钟取出，拌食。每天2次，连食数天。

3.蜂蜜豆浆米汤

取豆浆100毫升，浓米汤150毫升，蜂蜜20毫升。将新鲜豆浆煮沸，倒入米汤，并用蜂蜜调匀，1次饮完。每日1～2剂，连服数天。

4.香蕉糊

取香蕉1～2枚，剥皮，放碗中加开水少许捣成糊状，冲入白糖10克，调匀，随意喂服。每日1～2次，疗程不限。

5.蜜汁白萝卜

取白皮大萝卜1个，蜂蜜100克。将萝卜洗净挖空中心，装入蜂

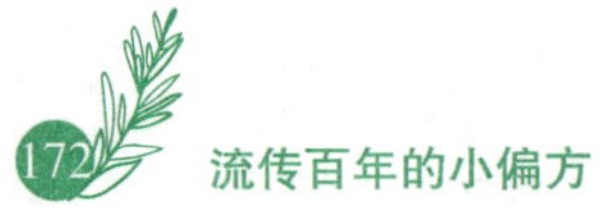

蜜，置大碗内，加水蒸煮，吃萝卜饮蜂蜜水，连服数次。

小儿便秘的虚证主要表现为大便艰涩难解，便质不干或先干后稀，孩子食欲不振，面色萎黄，神疲乏力，舌淡苔薄，指纹色淡。治疗时需以益气补血润肠为主。这类孩子多半体弱，而体弱往往胃肠功能也弱，所以建立孩子良好的胃肠功能是治疗的关键。饮食上可以食些粥类，因为粥可养胃，如薏仁粥、玉米粥、小米粥，粥中不宜放太多豆类，可放些松子、山药、百合、莲子、芋头、南瓜等。

1.松子粥

取松子仁10克，粳米适量，将松子仁研碎，与粳米共煮粥，可以蜂蜜调味。松子能润肠通便，特别适合于小儿的津亏便秘。

2.黑芝麻枣泥

取黑芝麻30～50克，放锅内炒爆至脆并研成末，再和10枚去核的大枣一起捣烂如泥，每次取一勺服食或开水送下；每日1～2剂，连服7～10天。

3.牛奶麦片粥

将麦片30克煮制成粥，加入鲜牛奶150毫升。连服5～7天。

笔者给贝贝妈建议之后过了半个多月，贝贝妈妈欣喜地向笔者反馈，贝贝便秘的情况终于有所好转，并已经把方子转给了身边的妈妈们，说好东西要大家分享。是啊，这些好做又有效的食疗方，既然已经流传了那么久，为什么不能让它们流传得更广一些呢？

## 用于小儿便秘的其他偏方

当孩子出现便秘，还可以配合简单的按摩方法解决问题。

1. 摩腹法：用手掌或四指轻贴腹部，缓缓按顺时针方向按摩 300 次，再从上至下按摩 200 次，直至感觉腹部发热、变软即可停下。一般一天按摩一次，5 天为 1 个疗程。因为人的肠道在腹部的走向就是顺时针方向，小儿的腹壁又比较薄，所以摩腹能够顺应肠道走向，促进肠蠕动，帮助排便。

2. 下推七节骨：七节骨位于人体背部第 2 腰椎至尾骨端成一直线。操作时，由上往下推动 200 次，至局部皮肤发红为度。

# 伤食

## ——伤食呕吐胃难安，内金麦芽来相伴

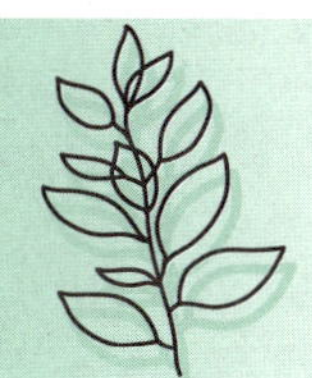

### 小偏方

1. 取鸡内金 10 克，炒麦芽 15 克，以水煎服。此方对各种饮食所伤之呕吐都有不错的效果。
2. 可以用 3 片生姜配合 3 枚大枣煎汤服用，以健脾养胃。

乐乐4岁多，真是名如其人，整天乐呵呵的，一笑嘴边就出现两个小酒窝，非常惹人喜爱。每天傍晚幼儿园一放学，小区里都能见到他奔跑的身影。最近好长时间没见到乐乐了，正想着这两天给乐乐妈打个电话问问，结果晚上就接到了乐乐妈的电话，真是“说曹操，曹操到”。

“乐乐又吐了。”乐乐妈语气中透着疲惫。“怎么搞的，又给他瞎吃什么了？”光笔者知道的，这已经是夏天里的第二次了。“乐乐前两天就说肚子疼，不想吃饭，我就知道这是先兆，不闹点毛病不算完。这不，接着就病了，吃点东西就吐，连药都喂不进

去。”笔者问：“要不我过来看看？”“你哪儿够得着呀，我们在武汉呢。”

乐乐的爷爷奶奶在武汉，每到暑假，乐乐一家子都会去住一阵。好久没看见孙子了，爷爷奶奶每天变着花样做好吃的，乐乐都说吃饱了还往嘴里塞。这还不算，每次出门乐乐最后都能带着各种小零食满载而归。再加上武汉是有名的“大火炉”，孩子每天吃两三根冰棍也很正常。家里亲戚不断地给，乐乐妈也不好意思硬拒绝。没去武汉之前，乐乐妈对冷饮实行严格审批制，一个星期至多准许乐乐吃两三次冰棍，每次还连哄带骗地“帮”他吃点。“这下可倒好，大放开了。亲戚那么多，我也不好管得太严……”乐乐妈忧心忡忡地说。3岁前乐乐一直都挺好的，没闹过什么毛病，自从去年夏天回过一次武汉，把脾胃彻底伤了，之后动不动就吐，别的孩子感冒了爱咳嗽，乐乐一感冒就爱吐。

乐乐妈的担忧不是没有道理的。引起孩子呕吐的原因很多，一般以胃肠道疾病较为多见。在中医看来，呕吐是由于寒邪犯胃、饮食所伤、情志失调、脾胃虚寒等因素导致的胃气不降、胃气上逆所致。正是因为“小儿脏腑娇嫩，形气未充”“脾常不足”，因此建议小儿“乳贵有时，食贵有节”。若过食寒凉及甜食则会使脾胃受伤，吸收和消化功能减弱。脾不和则食不化，胃不和则不思食，脾胃不和则不思而且不化。

孩子正处于生长发育时期，对营养物质的需要量相对于成人来说更多，消化系统的负担自然就更重，但其消化功能又尚未发育

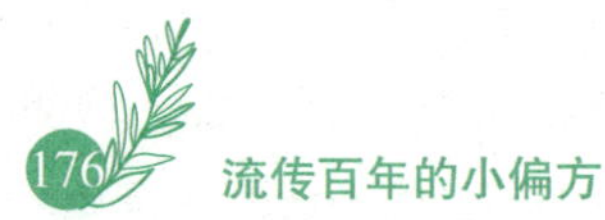

完善，这就形成了生理功能和机体需要不相适应的矛盾。同时，孩子的胃肠管壁较薄，弹性组织发育较差，蠕动能力也弱，使得食物通过速度比成人慢，再加上胃液酸度低于成人，消化能力也弱于成人，所以容易出现消化功能的紊乱。

尤其在炎炎夏季，孩子的自制力较弱，过食冷饮或瓜果会造成脾胃阳气受损和功能失调，从而引起大便不成形、厌食、困乏等脾湿症状。所以，在暑热季节，父母要注意调整孩子的饮食，控制冷饮和瓜果的摄入。

像乐乐这样被冷饮伤了脾胃，就更容易出现伤食呕吐。有明显的厌食、脘腹胀满或疼痛不适，吐出物多为未消化的食物，吐后觉得舒服。可能还伴有大便秘结或泻下酸臭。对于伤食呕吐，治疗多以导滞和胃为主。

笔者告诫乐乐妈，除了立即停止进食冷饮外，还要减少其他零食的摄入，避免脾胃再受伤害。如果仅仅是单纯地出现反复腹痛、恶心、呕吐（一定要排除其他器质性疾病所致）的情况，除了在医生和药师的指导下服用健脾和胃的药物之外，饮食方面可以用一两个小偏方加以辅助。

1.取鸡内金10克，炒麦芽15克，以水煎服。此方对各种饮食所伤之呕吐都有不错的效果。

2.可以用3片生姜配合3枚大枣煎汤服用，以健脾养胃。

几天后，乐乐妈来电话说孩子好多了，并且通过这次的教训，爷爷奶奶也表示会和妈妈一道来控制乐乐的饮食，恢复良好的饮食

习惯，不再给他胡吃海塞的，不吃就绝不勉强。乐乐妈说回来后需要好好给乐乐调调脾胃，笔者说："还有个不受罪的法子，就是捏脊疗法。""好，双管齐下，给乐乐好好调调！"乐乐妈语气坚定地说。

如果孩子是被油腻食物及奶品伤了胃，可取焦山楂10～15克，以少量水煎后频服；如果被面食及豆类所伤，则可将生萝卜捣汁或萝卜子30克微炒，水煎后少量多次服。

除了食伤呕吐外，还有两种呕吐也较为多见。其一是胃热呕吐，表现为食入即吐，呕吐酸臭，口渴喜饮，身热烦躁，大便气秽或秘结。食疗以清热和胃为宜，如绿豆粥、荸荠水。其二为胃寒呕吐，呕吐时作，遇寒加重，吐出物多为清稀痰水，或不消化残余食物，不酸不臭，神疲肢倦，四肢欠温。食疗以温中散寒为宜。

### 用于小儿伤食的其他偏方

1. 生姜汁：鲜生姜捣汁，加少量开水冲服。

2. 茴香粥：小茴香3～5克，红糖适量。待白米粥煮稠后，调入小茴香至沸腾数次，以红糖调味，早晚温服。

3. 干姜粥：干姜研末，每次1～2克，粳米100克，水煎服，每日早晨起来后空腹食之。用于病程较长的胃寒呕吐。

# 龋齿

## ——儿童龋齿及早治，雄黄枣片解疼痛

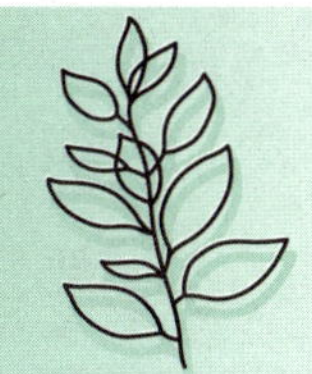

### 小偏方

1. 云南白药：用开水调成糊状，塞到牙齿有黑洞的地方。
2. 雄黄适量，剪下指甲大小（能盖住蛀洞）的一片枣肉，从雄黄上刮一点点粉下来，如果枣肉带皮的话，就涂在枣肉的那一面，让橘黄色的雄黄粉粘在枣肉上。然后把有雄黄粉的那面贴在蛀牙处，让孩子用牙咬住，大约 2 分钟后吐掉，用水多漱几次口。

有一次聊天的时候，邻居轩轩妈跟笔者说这两天夜里总睡不好，5岁多的轩轩这两天夜里总是“哼哼唧唧”地呻吟，原来是“牙疼病”又犯了。“疼的他呀，我让他咬着毛巾都不管用。”轩轩妈一边打着哈欠一边说。“你还没给他刷牙吗？”笔者关切地问。“哪儿呀，自从你上次批评完我，每天晚上都叫他好好刷牙，不许偷懒。”

轩轩妈老说笔者一家子学医的，带孩子太精细，孩子也未见得就带得好，反而养娇了。相反，轩轩从小就壮壮实实，不爱生

病，感冒了顶多流两天鼻涕就好，电扇、空调……怎么吹都没事儿，还能吃能睡的，好带极了。这个快50斤的大块头儿子，一直是她的骄傲。不得不说，轩轩妈虽然年纪不大，也没上过大学，带孩子可真是一把好手。就有一点不好，由着孩子吃糖，还不给他刷牙。

有时她正在厨房挥汗如雨，轩轩跑进来“黏糊”，她顺手一勺白糖就塞给了轩轩，然后这个大胖小子就欢天喜地地放过妈妈，一边玩去了。更别说什么饼干、糖果、冷饮……更是想吃就吃，敞开供应。从轩轩还在喝奶的时候笔者就提醒轩轩妈，睡前孩子喝完牛奶最好是用纱布卷在手指上给他擦擦牙齿。要实在嫌麻烦，给两口水也行。两岁乳牙出齐后，可以逐步训练他用软毛刷刷牙，小家伙刷不干净，大人可以从旁协助，帮他再刷一遍。

可是轩轩妈并不以为意：“他爸做生意在外，就我一个人带孩子，顾不过来。再说我们小时候在农村都不刷牙的，牙齿都好得很。”她边说边冲我呲牙咧嘴地秀她那一口整齐的白牙：“小孩子迟早是要换牙的，不要紧。”她总是这么说。直到去年看见轩轩的两颗门牙黑了，我批评了她，这才稍稍重视了点，晚上开始让轩轩自己刷牙了。可是不到一年的时间，轩轩后面两侧的大牙都黑了，看着儿子一嘴的坏牙，她还是那句话：“小孩子迟早是要换牙的……”这两天轩轩牙疼得厉害，一边的腮帮子都肿起来了，轩轩妈这才过来敲门求助。笔者看着捂着胖脸蛋直哼哼的轩轩，又好笑

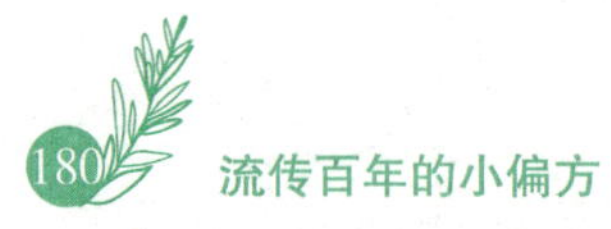

又心疼。

笔者打开药柜子翻出一瓶云南白药，用牙签挑取一点，加上一滴开水调成糊状，再用牙签蘸着云南白药糊塞到轩轩牙疼的地方。5分钟后，轩轩的手总算从腮帮子上放下来了。“还疼吗？”笔者问。轩轩摇摇头：“不很疼了。”

我告诉轩轩妈，回去拿一粒红枣，然后再买一些雄黄。剪下指甲大小（能盖住蛀洞）的一片枣肉，从白纸上撕下1个小长方形，从中间对折，从雄黄粉上刮一点点下来，如果枣肉带皮的话，就涂在枣肉的那一面，让橘黄色的雄黄粉粘在枣肉上。然后把有雄黄粉的那面贴在蛀牙处，让孩子用牙咬住，大约2分钟左右后吐掉，用水漱口。一般用上四五次就不疼了。

轩轩妈连忙道谢说：“阿弥陀佛，轩轩不受罪，我也能睡个好觉了。”我忙拉住她说：“别以为不疼就没事了，你还是带轩轩去看看牙吧。孩子才5岁，乳牙一般情况下要到12岁才换完，还有七八年的时间呢。得保护好牙齿，该补的要补，该治疗的要治疗，不要总等到孩子痛苦不堪的时候才紧急处理。轩轩疼成这样都得赖你，都是你惯的。还是让孩子养成良好的饮食习惯吧，别给他吃太多的甜食，尤其不要没有规律地吃。想让他以后有一副像你一样的漂亮牙齿，乳牙的健康也是很重要的！”

“唉，早听你的也不至于这样。”轩轩妈心疼地看着肿了半边脸的轩轩，下定了决心：“儿子，明天咱就看牙去！以后可得长记性了，少吃甜的，好好刷牙，别又好了伤疤忘了疼！”

龋齿又叫烂牙、虫牙、蛀牙，是以细菌感染为主，多种因素综合作用引起的牙齿硬组织破坏性疾病。儿童会因为不良的饮食习惯而发生龋齿，引发牙痛。偏方在某些时候确实很有用，可以缓解疼痛。但如果疼痛剧烈，最好还是请牙医用专门的工具和药物帮助孩子清除炎症，缓解疼痛。

## 用于龋齿的其他偏方

1. 口咬生姜：牙疼的时候可以切一小片生姜咬在痛处，必要的时候可以重复使用，睡觉的时候含在嘴里也无妨。这是很安全可靠的一个验方。

2. 冰敷脸颊：就像治疗瘀伤一样，冰敷牙痛部位的脸颊，可缓解疼痛。每次敷 15 分钟，一天至少 3 ~ 4 次。

3. 掐压合谷穴：用拇指和食指配合掐压合谷穴 5 分钟。

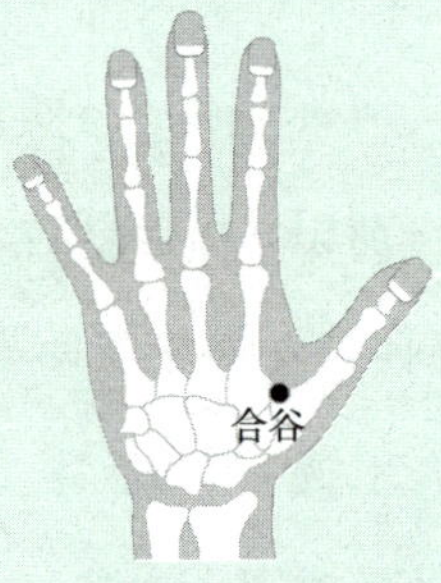


合谷穴示意图

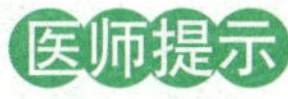


## 儿童龋齿的预防

对于龋齿儿童来说，生活护理显得尤为重要。

首先要注意口腔卫生，提倡一日三餐后刷牙。其次要纠正不良习惯，特别是对于婴幼儿来说，尽量不要含着乳头吃着奶睡觉，较大的儿童则要纠正临睡前吃甜食的习惯。

如果已经患了龋齿，一定要减少对口腔的刺激，避免和冷、热、酸、甜食物的接触。

# 遗尿

## ——小儿遗尿羞启齿，不妨试试芡实米

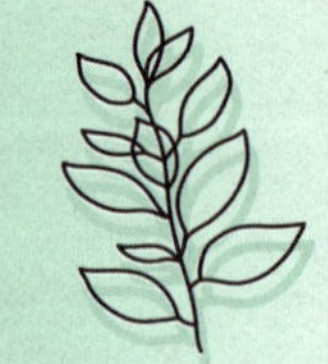

### 小偏方1 芡实米

取芡实米30克，用水浸泡2小时。砂锅中加入500毫升水，加入芡实米，煮成羹状，可以加入少量白糖调味，给宝宝当点心吃。

豆豆6岁多了，是个老实敏感、容易害羞的男孩，到现在还常在夜里尿床。每晚平均尿床2~3次，多在夜里11点左右尿第一次。此外，疲劳、兴奋时，尿床次数也会增加。所以，豆豆妈一般都在晚上11点前叫他起来撒尿。可才睡下不一会，豆豆又尿床了。尿床以后，豆豆有时能自己醒来，但大多数情况下照常熟睡。妈妈晚上叫豆豆排尿时，每次都需要反复推拉半天，豆豆才勉强能爬起来，还迷迷糊糊、东倒西歪的。因为尿床，豆豆没少挨妈妈的训斥，所以豆豆总是提心吊胆，生怕尿湿被褥后又要挨训，心里既害羞又自卑，常把尿湿的被褥放在别人看不见的地方。

遗尿俗称“尿床”，多见于3～10岁的小儿，主要表现为夜间

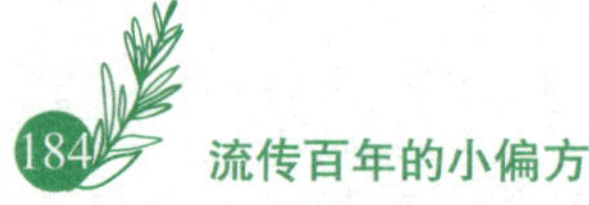

熟睡时或白天睡眠时排尿，醒后方觉。轻者数日1次，重者每夜必遗或一夜数次。病程持续数日乃至十余年不等。不仅增加小儿精神负担，影响身心健康，而且影响其生长发育。

遗尿的主要病因是由于小儿智力发育未全，排尿的正常习惯尚未养成，因而未能自立排尿。一般来说，遗尿多与脾胃肺气虚和膀胱虚冷有关。

脾肺气虚的孩子，表现为遗尿频繁，面色萎黄，神疲体倦，气短懒言，常自汗出，食欲不振，四肢乏力，大便溏薄。治疗宜以补肺健脾，益气缩尿为主。笔者交代豆豆妈妈，可取适量芡实，煮成羹，给豆豆当点心吃。

芡实又叫鸡头米，性平，味甘涩，有固肾涩精、补脾止泄的功效，对小儿遗尿有着不错的食疗作用。芡实宜与莲子肉、山药、白扁豆之类的食物一同食用。尽管芡实和莲子有些相似，但芡实的收敛镇静作用比莲子强，因此更适用于慢性泄泻和小便频数等症。

另外，将芡实做成芡实桃仁红枣糊也有类似的作用。方法是：取芡实粉30克，核桃仁15克（打碎），红枣5～7颗（去核）。先将芡实粉加凉开水打成糊，再加沸水搅拌，然后加入核桃仁、红枣肉，煮成糊状，加糖调味，让孩子在任意时间服用。

需要注意的是，芡实宜用慢火炖煮至烂熟，细嚼慢咽，一次不要吃太多。否则难以消化。平素大便干结或腹胀者忌食。

如果是膀胱虚寒的孩子，多表现为遗尿量多而频，形神疲惫，面色苍白，四肢畏冷，下肢无力，腰酸腿软，智力较差，平时小便

清长。治宜温补肾阳，佐以固涩。以下两个方子简单易做，坚持一段时间，也能起到一定的效果。

### 小偏方 2　五倍子 + 制首乌

取五倍子 3 克，制首乌 3 克，共研细末，用醋调敷于脐部，上以纱布覆盖，每晚 1 次，连用 3 ~ 5 次。

### 小偏方 3　羊肉

羊肉 250 克，大蒜 15 克，调料适量。将羊肉洗净，煮熟切片，大蒜捣烂，同放大盘内，加适量熟食油（或熟油辣椒）、酱油、精盐等拌匀食用。

医师提示

## 小儿遗尿的日常调养

面对小儿遗尿这一顽疾，家长一定要有耐心，在食疗、药疗的同时，还要配合夜间叫醒、控制睡前饮水等行为矫治和诱导、沟通等心理治疗手段，尤其需要注意的是避免说教、训斥以及在外人面前提起孩子尿床的话题，以免刺激或伤害孩子的感情。

# 湿疹

## ——宝宝湿疹爱抓破，土豆切片敷患处

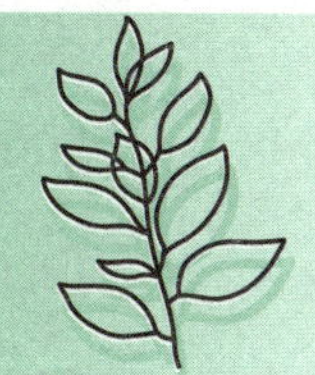

### 小偏方1　土豆片

取新鲜土豆一只，洗净削皮，尽可能切成宽而薄的片状，然后平敷于宝宝患处，皮肤吸干后更换新的生土豆片，反复数次。

1岁的珊珊最近变得烦躁不安，吃饭、睡觉都受到影响，珊珊妈妈怀疑这与珊珊长时间流口水有关系，因为珊珊被口水浸润到的嘴唇、下巴处红了一片。而且，随着天气渐渐变热，妈妈在珊珊的胳膊、屁股和小腿处也都发现了红疹子，有些地方已经挠破结痂了。珊珊妈问笔者这是怎么回事，笔者告诉珊珊妈，珊珊流口水是正常的生理现象，但因为口水太多，清洁不及时，加上高温炎热引起了湿疹。

长湿疹是宝宝出生后对外界环境的一个自然免疫适应过程，接触一个新环境或一种新食物都可能让宝宝出湿疹。主要是因为现在的环境和饮食较以前更为复杂，例如居室装修、各种洗涤用品的使用；食物越来越多

样化，复杂化，而且添加了各种防腐剂、添加剂等，都让宝宝更难适应。

婴儿湿疹的发生与先天禀赋有关，是全身情况的局部反映。内治宜养血祛风，清热解毒，佐以利湿。外用则有一个很好的偏方——土豆切片治疗法。这个偏方虽然看似简单，但在我国一些偏远地方，人们往往对此法情有独钟。实践表明，利用生土豆治疗湿疹安全方便，而且效果不错。其操作方式简单，不用考虑温度、用量等；取材来源方便，材料单一，只需新鲜土豆，切宽薄片或捣碎成蓉状敷在患处即可。

此偏方适用于湿疹面积比较小的情况，例如手或脚处略见斑疹，且瘙痒程度较轻，则可以尝试此法。另外，针对不同的湿疹类型，也可以辅以一些食疗方。

针对湿热型急性湿疹（皮疹潮红、肿胀、渗液、结痂、瘙痒、小便赤、大便干结、舌红、苔黄），可服用“绿豆薏苡仁汤”。

### 小偏方 2　绿豆 + 薏苡仁

绿豆、薏苡仁各 30 克，煮烂后加入白糖调味，一天内分几次食完，连食 5 ~ 7 天。

针对脾虚型亚急性湿疹（肤色暗红、有少许液体渗出、部分干燥结痂，反复发作，面足浮肿，舌淡、苔白），可服用“玉米须芯汤”。

### 小偏方 3　玉米须 + 玉米芯

玉米须15克，玉米芯30克，冰糖适量，先煎玉米须、玉米芯，去渣取汁，加冰糖调味，代茶饮用。可连服5 ~ 7次。

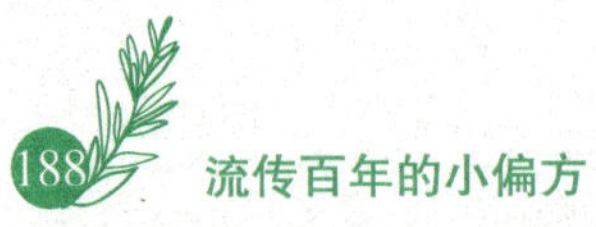

针对血燥型慢性湿疹（皮肤干燥脱屑、色素沉着或呈苔藓状、患部剧烈瘙痒，常反复急性发作，舌淡、苔薄白或净）的“红枣扁豆粥”。

### 小偏方4　红枣+扁豆

红枣5只，扁豆15克，红糖适量。将扁豆与红枣加水煮烂熟，加入红糖，服食。

医师提示

## 小儿湿疹的日常调养

1.给宝宝洗脸洗澡时不要用肥皂或浴液，水温也不宜过高，只用温水就可以了。

洗澡的顺序最好先给宝宝洗全身，再洗头。洗澡时间尽量控制在10分钟之内。另外，宝宝一出浴盆就要擦干他的皮肤，然后抹上保湿护肤霜，以保持皮肤水分，缓解瘙痒的症状。

2.给宝宝穿清洁柔软舒适的衣服，枕头要常换洗，衣服被褥均要用浅色的纯棉布制作，不要用化纤制品。

3.不要使宝宝着凉受热，要躲避冷风，夏季不要暴晒。

4.哺乳期妈妈应忌食辛辣刺激性食物，如辣椒、生葱、生蒜、酒等。

5.宝宝大小便后要及时清洗局部，以免尿液刺激。

6.宝宝患湿疹严重时要及时请皮肤科医生治疗，家长不要随便给宝宝涂药，以免加重症状。

7.一般湿疹经治疗后容易好转，但容易复发，不过不用着急，一般停奶粉后（大约6个月）就会逐渐痊愈。

# 第五章

# 常见妇产科疾病，用对偏方就有效

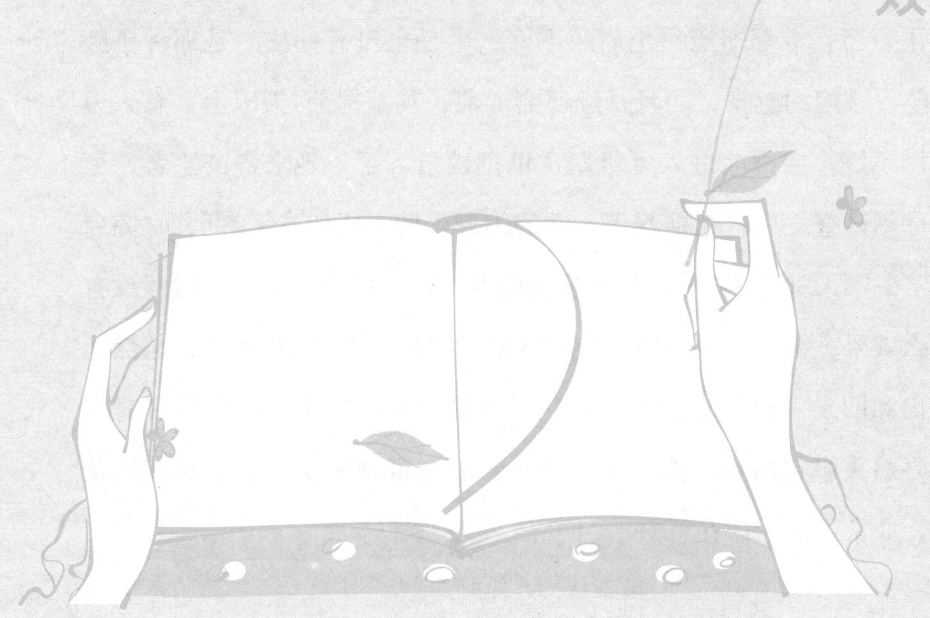

# 痛经

## ——经期腹痛不用愁，四物汤来解忧愁

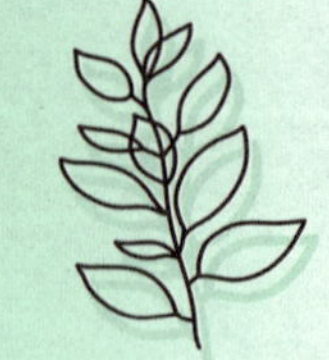

### 小偏方

当归、川芎、白芍、熟地各10克。
将上述药物用水浸泡30分钟，然后入砂锅中煎2次，2次药液合并后服用。每日1剂。

笔者有一位好朋友，每次来月经的时候都很痛，有时候甚至要吃止痛药。谁都知道吃止痛药不好，可是也没有办法。是那种小腹下坠、腰疼的感觉，而且月经还会提前，甚至提前7天以上。有人说这样不好，会提前进入更年期，可把她急坏了。她来咨询笔者，笔者仔细诊查之后，就推荐了上面的偏方。她去药店拿了2剂，吃完后隔了3～4天又拿了2剂，断断续续地喝了1个月。第1个月的时候没有什么效果，结果2个月左右再来月经时明显感觉不那么痛了，居然能外出和朋友一起去吃饭了。这在以前简直不可想象，以前这种时候她是整天躺在屋里，哪里都不能去，朋友说她整个人看着蜡黄蜡黄的，非常可怜，现在可好了。

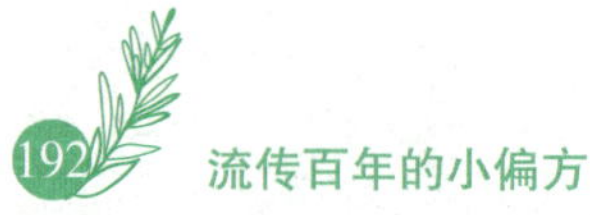

痛经是妇科最常见的症状之一，是指行经前后或月经期出现下腹部疼痛、坠胀，伴有腰酸或其他不适，症状严重者明显影响生活质量。痛经可分为原发性痛经和继发性痛经。原发性痛经是生殖器官没有器质性病变的痛经，占痛经的90%；继发性痛经是指盆腔器质性疾病引起的痛经，常见于子宫内膜异位症、子宫肌瘤、盆腔炎症性疾病、子宫腺肌病、子宫内膜息肉和月经流出道梗阻等。原发性痛经与继发性痛经相比，往往在月经来潮后开始。

中医根据疼痛发生的时间、性质、部位，疼痛的程度，结合月经的周期、量、色、质以及兼证、舌苔、脉象而辨别寒热虚实，将痛经分为以下几种类型。

1.气滞血瘀型：月经前1～2日，或月经期小腹胀痛，拒按，月经量少，经色紫暗夹有血块，血块排出后痛减，胸胁、乳房胀痛，舌质紫暗，舌瘀斑或瘀点，脉弦涩。以疏肝理气、化瘀止痛为治则。

2.气血虚弱型：月经后1～2日，或经期小腹隐隐作痛，或小腹、阴部下坠，痛而喜按喜揉，月经量少，色淡质稀，神疲乏力，面色少华，食少便溏，舌质淡，脉沉弱。以益气补血、止痛为治则。

3.肝肾亏损型：月经后1～2日小腹疼痛，腰骶疼痛酸胀，经色暗淡而量少，质稀薄，头晕耳鸣，或潮热，脉细弱，舌苔薄白或薄黄。以益肾养肝、止痛为治则。

4.寒湿凝滞型：月经前、月经期小腹冷痛，按之痛甚，得热痛减，月经量少，色暗有块，畏寒便溏，舌苔白腻，脉沉紧。以温经化瘀、散寒利湿为治则。

上面所说的女士是明显的气血虚弱型的痛经，她们多表现为神疲乏力，面色无华，舌质淡，苔薄白，脉细弱，其主要是气血不足，血海空虚，胞脉失养，经行之后，血海更虚，濡养不足，故可出现上述症状，因此，要益气养血止痛。笔者所用偏方中的熟地滋阴养血填精，白芍补血敛阴和营，当归补血活血调经，川芎活血行气开郁。四物相配，补中有通，滋阴不腻，温而不燥，阴阳调和，使营血恢复，故治疗痛经有效。

## 用于痛经的其他偏方

1. 山楂 30 克，向日葵子 15 克，共炒熟捣碎，煎成浓汁，加红糖 30 克，在月经前连服 2 剂。适用于气滞血瘀型痛经。

2. 取完整带核鲜山楂 1000 克，洗净后加入适量水，文火熬煮至山楂烂熟，加入红糖 250 克，再熬煮 10 分钟，待其成为稀糊状即可。经前 3 ~ 5 天开始服用，每日早晚各食山楂泥 30 毫升，直至经后停止服用，此为 1 个疗程，连服 3 个疗程即可见效。适用于气滞血瘀型痛经。

3. 炒艾叶 10 克，加适量红糖，用开水煎煮数沸后温服。适用于寒湿凝滞型痛经。

4. 小茴香 12 克，大枣 10 枚，干姜 6 克，水煎服，每日 1 ~ 2 次。适用于寒湿凝滞型痛经。

5. 用丝瓜筋 50 克，作汤服用，每日 2 次，7 日为 1 个疗程。适用于一般痛经。

6. 食盐 250 克炒热，用布包好熨烫小腹，待不烫时，包扎于小腹部，适用于一般痛经。

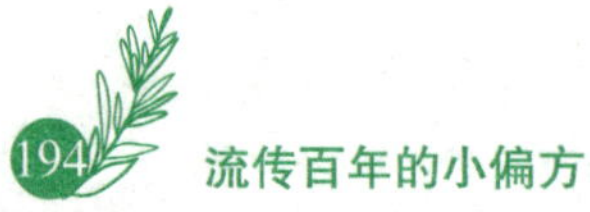

医师提示

## 关于当归和川芎的传说

1.补血调经话当归

传说，在很久以前，有一对夫妻十分恩爱，但妻子不幸患病，多次求医无效，丈夫便决定亲自去一座人迹罕至的深山采药，发誓一定要治好妻子的病，临行前他对爱妻说："我如三年不归，那就是我死了，你可以改嫁他人。"不料他果然三年未归，可怜的妻子为生活所迫，不得已就改嫁了。谁知不久前夫采药归来，妻子后悔不已，觉得对不起前夫，便将前夫采来的药大量服下，意欲自杀，结果反而把病治好了。后来人们就把这种药草取名为"当归"。正如唐诗所云："胡麻好种无人种，正是归时又不归。"李时珍在《本草纲目》中写道："古人取妻为嗣续也，当归调血为女人要药，有恩夫之意，故有当归之名。"

现代药理研究证明，当归含有挥发油，维生素$B_{12}$、蔗糖、脂肪酸、烟酸、生物素、叶酸等成分，对中枢神经有镇静止痛作用，对子宫有调节舒缩作用，还有抗贫血作用，临床常用于痛经及月经不调。

当归，又名秦归、云归、西归、全归。味甘辛，性温，无毒。入心、肝、脾经。能补血活血，调经止痛，润肠通便，为妇科要药。由于许多传统的中药方剂中使用当归，有"十方九归"之说，

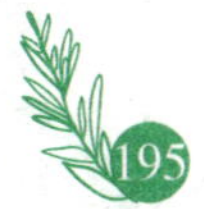

并被称为“药王”。当归全身都是药，但药性各不相同。当归头止血，当归身补血，当归尾行血，全当归和血。关于当归有很多动人的传说，上面说的只是其中之一。

2.活血行气说川芎

相传，药王孙思邈到四川青城山上采药，师徒二人在混元顶青松林休息时，发现一只雌鹤，带着几只小鹤在山涧小河里嬉戏，没多一会儿，它便低下头来，不断哀鸣，且两腿颤抖不已，翅膀和尾巴下垂，原来雌鹤生病了。药王孙思邈见此情景，知道这鹤患了急病。第二天，他又领着徒弟去那里想看个究竟，只听见生病的雌鹤在巢内哀鸣。过了一会儿，看见从混元顶飞来几只白鹤，从它们嘴里掉下几片叶子，像胡萝卜叶似的。药王叫徒弟捡起来几片保存好。第三天，他们又见白鹤从混元顶飞来，嘴里又掉下几朵小白花，还有一些节状的拳形团块，他们也都捡起来保存好。原来白鹤是在给病鹤衔药草治病。没有几天，雌鹤病好了，又领着小鹤在水中嬉戏。药王就带领徒弟拿着药草样子，到混元顶采集这种药草，经过品尝和临床试验，才知道它具有活血通经、祛风止痛的作用。药王孙思邈感慨地吟了一首诗：“川西青城天下幽，神仙洞府第一流。奇草仙鹤巧衔递，来自穹苍顶上药。”吟完诗后，药王又给这种药草起名叫“川芎”。

川芎，又名抚芎、小叶川芎，为多年生草本植物。味苦、辛，性温。有特殊香味和麻凉感。能活血行气，祛风止痛。

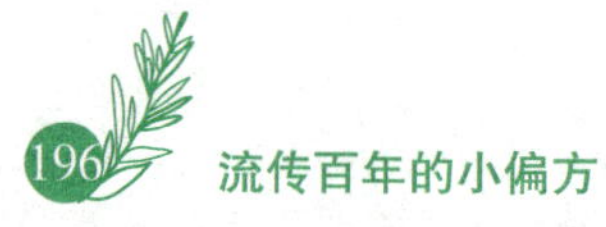

# 月经不调

## ——月经周期不规律，干藕节来帮你忙

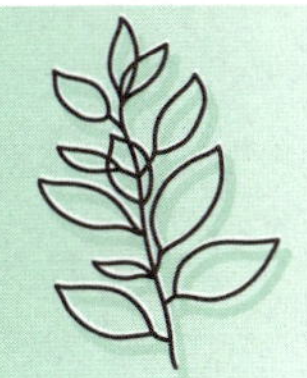

### 小偏方

干藕节250克。

将藕节洗净，水甩干，用刀切成小块，放入加热的锅里翻炒，用小火，等炒到成金黄色就可以了。等冷却后再研成粉末，白酒送服，每日3次，每次10克。

笔者曾经碰到一位女士，自诉每次月经总是提前，而且往往提前7天以上。找人看过，吃了一些药，吃时正常，停药又恢复原状。她听别人说，月经不规律，会影响以后的受孕，目前，她已结婚1年，正打算要宝宝，故来找笔者。笔者了解情况后，给她开了上述的食疗方，以便在其未知受孕时，对胎儿发育造成不良影响。半年后，此女士又来就诊，她进入诊室就很兴奋地和笔者说："您还记得我吗？我就是半年前来您这儿看病的，我吃了您给我开的偏方，第3个月，月经就接近正常了，不再那么提前了。这次来，是我没来月经，在家做早早孕试纸，结果是阳性，怀疑怀孕了，特来确

诊。”笔者听后，才想起半年前那个“风风火火”的患者，她当时是性子有点急、心思还比较重，她还说，她喜欢吃麻辣烫等辛辣食物，这是一种热扰血海、脾虚失统摄的证候，需要清热止血。

月经提前，又叫月经失调，也称月经不调，是一种常见的妇科疾病。表现为月经周期或出血量的异常，或是月经前、经期时的腹痛及全身症状。病因可能是器质性病变或是功能失常。血液病、高血压、肝病、内分泌疾病、流产、宫外孕、葡萄胎、生殖道感染、肿瘤（如卵巢肿瘤、子宫肌瘤）等均可引起月经失调。

中医认为凡寒、热、风虫、痰湿、七情所伤皆可导致月经异常，而养血、疏肝、益气、补肾则是治疗月经病的主要大法。干藕节具有清热凉血的作用。《本草再新》记载，藕节能够凉血养血、利水通经。白酒则有舒筋活血、解除疼痛的作用，对于上述因热迫血行导致月经提前的患者，干藕节有疗效也就不足为奇了。

### 用于月经失调的其他偏方

1. 西瓜子仁，研细末，早晚吞服。

2. 当归 30 克，煎浓汁，空腹服，每日 1 次，不可间断，服至痊愈。

3. 丹参 10 克，水煎服，行经时停服 10 天，再续服。或取丹参 30 克，晒干研末，每晚临睡前以黄酒送服 9 克。

# 闭经

## ——简单红枣姜糖水，缓解闭经有诀窍

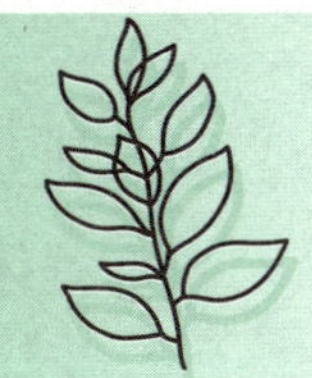

 小偏方

红糖 100 克，生姜 15 克，红枣 100 克。
将以上 3 味加水适量，煎汤代茶饮，每日 1 剂，连续服用至月经来潮为止。
注意：唇红、口干、五心烦热属阴虚火旺者忌用。

王女士，23岁，自述首次月经来得较晚，17岁才来，刚开始大约每半年1次，来时量少，持续2～3天，后来随着年龄的增长，大约4个月来1次，量依旧少。这次月经又有半年多没来了。她总感觉浑身无力，手脚冰凉，身体瘦弱，面色无华，皮肤干燥，是典型的血虚表现，笔者就给她开了上面的小偏方。半年后，笔者在妇产科的门诊看见她，差一点没认出来，她已从原来的面色无华，变成面色红润，看起来也精神了许多，不是那个无力羸弱的女孩了，她这次是来确诊是否怀孕的。

闭经指从未有过月经或月经周期已建立后又停止的现象。年过18岁尚未来月经者称原发性闭经，月经已来潮又停止6个月或3个周

期者称继发性闭经。闭经的原因有功能性及器质性两种，下丘脑—垂体—卵巢轴的功能失调所致的闭经为功能性闭经；器质性原因如生殖器官发育不全、肿瘤、创伤、慢性消耗性疾病（如结核）等引起的闭经为器质性闭经。按解剖部位不同闭经又分为子宫性闭经、卵巢性闭经、脑垂体及下丘脑性闭经。对于器质性原因引起的闭经，药物治疗的效果不好。但对于功能性闭经，中医可以辨证用中药调理，效果往往不错。

姜枣茶是民间温胃驱寒的良方。本方在姜枣茶基础上加重红糖用量，取其和血行瘀之功。《本草求真》说：“砂糖本于甘蔗所成，经火煅炼，性转为温，色变为赤，与蔗又似有别，故能行血化瘀，是以产妇血晕，多用此与酒冲服，取其得以入血消瘀也。”这个偏方3味药相配，血寒能去，血虚可补，冲任得到温养之味相助，二脉血气旺盛则经水自然畅通。但过于甘甜，有腻膈壅气之弊，糖尿病患者不宜使用；痰湿过多，或阴虚火旺者也不能多服。

## 用于闭经的其他偏方

1. 山楂肉50克，水煎去渣，加入红糖40克，趁热饮，每日1剂，连服5～6日。

2. 益母草60克，与红糖60克水煎服，每日2次。

3. 茄子切片晒干，炒黄研成粉。黄酒送服，每日2次，每次30克。

4. 丹参20～30克，水煎，加红糖15克，每日分2次，饭前服。

5. 红葱头120克，和适量的瘦猪肉炖熟，喝热汤吃肉，每日1剂，连服3～4日。

6. 茜草30克，黄酒煎，空腹服。也可取茜草根30克，水煎，兑黄酒30毫升，温服。

7. 羊肉60克，韭菜籽20克，水煎，喝汤吃羊肉，每日1～2次。

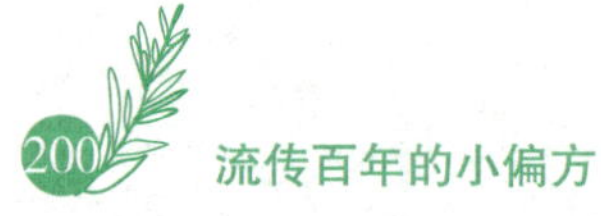

# 阴道炎

## ——小小白果蒸鸡蛋，缓解阴道炎瘙痒

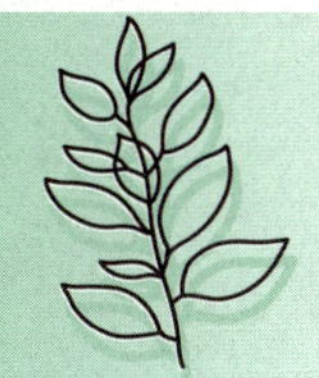

### 小偏方

鸡蛋1个，白果2个。

鸡蛋打一小孔，放入白果2个，蒸熟吃，每日2个，7日为1个疗程。

李女士自述白带多，色黄，有异味，阴道瘙痒严重，西医诊断阴道炎，曾经在多家医院治疗，用过很多药，只能缓解不能根除，十分痛苦。笔者给她开了上面这个食疗方，让其试试。结果连用7天，症状明显改善，白带量逐渐减少，颜色也变浅，原来的鱼腥臭味，现在已经减了很多。李女士心情变好了，也愿意和人交流了，性格开朗了许多。

正常的健康妇女，阴道由于解剖组织的特点对病原的侵入有天然的防御功能。如阴道口的闭合，阴道前后壁紧贴；阴道上皮细胞在雌激素的影响下增生，表皮细胞角化；阴道酸碱度保持在pH值为4～5，使适应碱性的病原如厌氧菌的繁殖受到抑制等。当阴道的自然防御功能受到破坏时，病原体易于侵入，发生阴道炎症。阴道

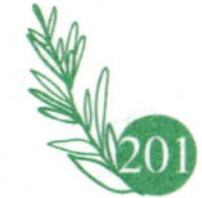

炎分为细菌性阴道炎、真菌性阴道炎、滴虫性阴道炎和老年性阴道炎。细菌性阴道炎是一种由于阴道内微生态平衡失调引起的阴道分泌物增多，白带有鱼腥臭味及外阴瘙痒灼热的综合征。

阴道炎在中医属于带下病的范畴。中医认为，妇女阴道内流出无色、黏稠、无臭的液体，行经期间、经前和妊娠期带下稍有增多属正常生理现象。带下量明显增多，色、质、气味异常，或伴有阴部及全身症状者，称为带下病。本病发生的病因病机主要是脏腑功能失常，湿从内生；或直接感染湿毒虫邪，使任脉不固，带脉失约，带浊下注胞中，流溢于阴窍，发为带下病。带下病的辨证有虚实之分。临床以实证较多，尤其合并阴痒者更为多见。一般带下量多、色白，质清无臭者，属虚；带下量多，色、质异常有臭者，属实。本病的治疗以祛湿为主。脾虚者，健脾益气，升阳除湿；肾虚者，补肾固涩，佐以健脾除湿；湿热者，清热利湿；湿毒者，清热解毒利湿；感虫阴痒蚀烂者，必须配合阴道冲洗和纳药等外治法。

白果性平，味甘苦涩，有小毒，入肺、肾经。白果有止带浊、缩小便、消毒杀虫的作用，对白带异常有一定的辅助治疗作用。清代张璐的《本经逢源》中记载白果有降痰、清毒、杀虫之功能，可治疗“疮疥疽瘤、乳痈溃烂、牙齿虫龋、小儿腹泻、赤白带下、慢性淋浊、遗精遗尿等症”。现代医学研究则表明，白果肉、白果汁、白果酚，尤其是白果酸体外试验时对人型结核杆菌和牛型结核杆菌有抑制作用。油浸白果之果浆含有的抗菌成分对若干种革兰阳性及阴性细菌均有作用（如葡萄球菌、链球菌、白喉杆菌、炭

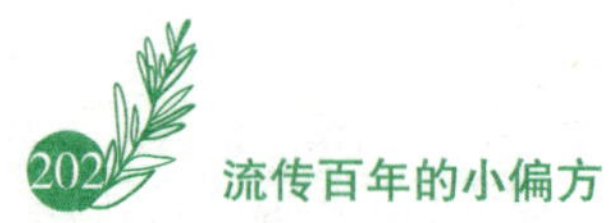

疽杆菌、枯草杆菌、大肠杆菌、伤寒杆菌等），对结核杆菌作用也极显著。

### 用于阴道炎的其他偏方

1. 生鸡蛋1个，从一头敲一小洞，将7粒白胡椒装入蛋内，用纸封好蒸熟，去胡椒吃蛋，每日1个，连吃1星期，忌吃猪血、绿豆。

2. 蛇床子、苦参各15克，加水煮开后先熏后洗，每日1剂，用于滴虫性阴道炎。

3. 马齿苋适量，捣汁1杯，用鸡蛋清调炖，温服，每日1～2次。适用于白带过多者。

4. 陈艾叶30克，煎汤熏洗患处，每日2～3次。用于阴道炎引起的瘙痒。

5. 鱼腥草120克，煎汤熏洗患处，每日3～5次。用于阴道炎引起的瘙痒。

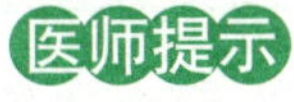


## 阴道炎的日常调养

细菌性阴道炎往往由于自身免疫力低下所致，当人心情不好时，机体抵抗力也降低，会加重病情，病情越重心情越不好，形成恶性循环。因此，保持好的心态，也会降低阴道炎的发病率。



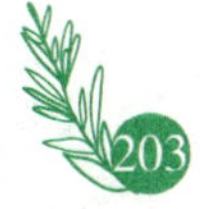

# 乳腺增生

## ——乳房里面长肿块，醋泡鸡蛋帮你消

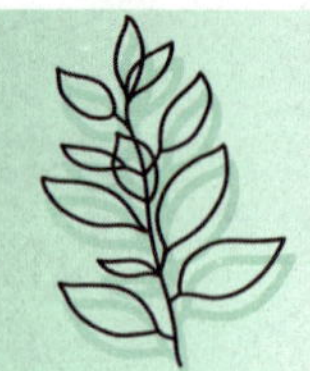

### 小偏方

新鲜鸡蛋1只，9度优质醋150～180毫升，蜂蜜或糖适量。

将鸡蛋洗净后放入广口瓶或瓷容器中，倒入醋，密封48小时，待蛋壳软化，仅剩薄蛋皮包着胀大了的鸡蛋时，启封，用筷子将蛋皮挑破，把蛋清、蛋黄与醋搅匀，再放置24小时后即可服用。每个醋蛋液分5～7日服完，每日1次（约20～30毫升），于清晨空腹时服用，服时可加温开水2～3倍，加适量蜂蜜或糖，充分搅拌后服用。第一只醋蛋液服用3日量后开始浸泡下一只醋蛋液，以保证服用的连续性。如无不适，可长期坚持。

张女士的右边乳房内部长了几个杏核大小块状物，只要稍劳累一点儿就疼痛难耐，月经来临之前最为明显，严重时连穿衣服时都不敢碰。去医院诊治，确诊为乳腺增生，一直服用药物治疗，效果却不明显。后来有位类似的患者告诉她，醋蛋可以治疗乳腺增生。张女士抱着试一试的想法就采用了这种方法，没想到还挺有效，服完4个醋蛋液，乳房内部的硬结软化了，用手掐也不疼了。又继续服了4个醋蛋液后，硬块明显变少变小。

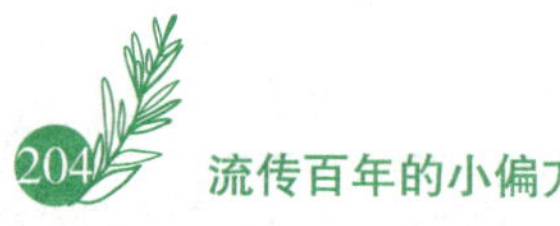

乳房肿块是最常见的妇科疾病，除了乳腺癌，众多的良性疾病也可以通过乳房肿块的形式表现，所以乳房肿块的鉴别最重要的是区分良性和恶性。除了乳腺癌为恶性外，乳腺纤维腺瘤、乳腺增生、乳腺囊肿、乳腺脂肪坏死等产生的肿块都属良性，可以通过中医进行治疗。乳腺增生最常见的发病原因如下：

1.内分泌失调。黄体酮分泌减少，雌激素相对增多是乳腺增生发病的重要原因，如卵巢发育不健全、月经不调、甲状腺疾病及肝功能障碍等。

2.情绪等精神因素。精神紧张、情绪激动等不良精神因素容易形成乳腺增生，经常熬夜、睡眠不足等也会造成乳腺增生，而且这些不良因素还会加重已有的乳腺增生症状。

3.人为因素。女性高龄不育、性生活失调、人工流产、夫妻不和、不哺乳等原因，造成乳腺不能有正常的、周期性的生理活动；以及佩戴过紧的胸罩或穿过紧的内衣等，也会造成乳腺增生。

4.饮食结构不合理。如高脂、高能量饮食导致脂肪摄入过多，饮酒和吸烟等不良生活习惯，都会诱发乳腺增生。此外，现在人们的饮食好了，有高血压、高血糖的人也很多，这些也容易使女性出现内分泌失调，导致乳腺增生。

5.长期服用含雌激素的药物。人体长期过量摄入雌激素，将导致内分泌平衡失调。现在一些速食食品、人工饲养的水产及家禽使用的饲料中也多含有激素成分，长期食用这些食物也会导致乳腺增生的发生。

乳腺增生属于中医乳癖的范畴。以乳房肿块和胀痛为主症，常见于中青年妇女。中医认为，本病多与情志内伤、忧思恼怒有关。足阳明胃经过乳房，足厥阴肝经至乳下，足太阴脾经行乳外，若情志内伤，忧思恼怒则肝脾郁结，气血逆乱，气不行津，津液凝聚成痰；复因肝木克土，致脾不能运湿，胃不能降浊，则痰浊内生；气滞痰浊阻于乳络则为肿块及疼痛。八脉隶属于肝肾，冲脉隶属于阳明，若肝郁化火，耗损肝肾之阴，则冲任失调，《圣济总录》云："冲任二经，上为乳汁，下为月水。"所以本病多与月经周期相关。

米醋具有消痈肿、软坚散结、下气消食、降血压、降血脂、软化血管、祛色斑、消除疲劳之功效。醋蛋液提供的营养物质，有助于机体内的细胞再生、分裂，软化血管，促进血液循环，有利于体内基础代谢和物质代谢的正常运行，增强免疫力和抗体效应。它的重要作用是扶正固体，增强体质，有利于抗病，因而无形中显出保健与治疗作用。醋蛋液还是减缓衰老、延年益寿的保健饮料。

# 妊娠水肿

## ——美味冬瓜连皮汤，妊娠水肿不用慌

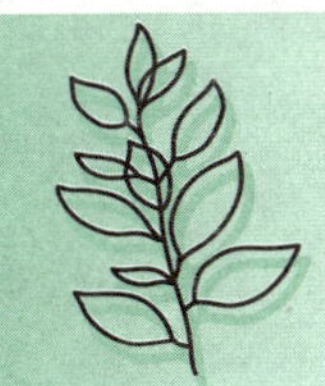

### 小偏方

冬瓜 150 克。

将冬瓜连皮洗净，切块，放清水中炖，每日 2 次，吃瓜饮汤。

王女士自妊娠以来，情况一直都很好，但最近脚好像变大了，鞋子越来越挤脚，脚背一按，还有凹陷，原来是脚肿了。她查了一下资料，并咨询了一下医生才知道这是正常现象。妊娠后，由于增大的子宫压迫下肢静脉，使下肢静脉回流受阻，同时，妊娠时血容量增加，故下肢静脉血量也相应增加了许多。听笔者说冬瓜具有利水消肿的作用，尤其是连皮一起用效果更明显，于是每天就熬冬瓜汤喝，喝了半个月左右，脚肿不再加重了。大约1个月后，水肿逐渐减轻。于是王女士把冬瓜连皮带汤当菜吃，吃瓜喝汤，结果到分娩时，她的水肿基本可以忍受，并顺利生产一个胖儿子。

妇女妊娠后，肢体面目等部位发生浮肿，称妊娠水肿，亦称妊

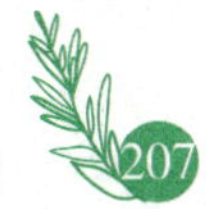

娠肿胀。主要是由于孕妇内分泌发生改变，致使体内组织中水分及盐类潴留（钠潴留）。另外，妊娠子宫压迫盆腔及下肢静脉，阻碍血液回流，使静脉压增高，故水肿经常发生在肢体远端，以足部及小腿为主。特别是从事站立工作的妇女更为明显。

妊娠水肿最初可表现为体重的异常增加（即隐性水肿），每周超过0.5千克，或出现凹陷性水肿，即体内积液过多而导致的临床可见水肿。多由踝部开始，逐渐蔓延到小腿、大腿、外阴部、腹部，按之凹陷。水肿分为四级，用不同的“+”表示。“+”表示水肿局限于踝部和小腿；“++”表示水肿延及大腿；“+++”表示水肿延及外阴和腹部；“++++”表示全身水肿或伴腹水。水肿孕妇饮食宜少盐，食盐用量为每天4克，避免咸食。如在妊娠晚期，仅见脚部浮肿，无其他不适，为妊娠后期常见现象，可不必作特殊治疗，多在产后自行消失。

中医认为，妊娠水肿一般为虚证，具体又分为脾虚型和肾阳虚型两种。脾虚型临床表现为妊娠数月，面目、四肢浮肿或遍及全身，伴胸闷气短、口淡无味、食欲不振、大便溏薄，舌质胖嫩，苔薄白或腻、边有齿痕，脉缓滑无力。肾阳虚型临床表现为妊娠数月，面浮肢肿，尤以腰以下为甚，四肢欠温、腰膝无力，舌质淡或边有齿痕，苔白润，脉沉迟。不管哪种类型，都需要进行利水治疗，不过分为健脾利水和补肾利水的不同。

冬瓜，别名东瓜、枕瓜、白冬瓜、水芝、地芝、白瓜、濮瓜。其性凉，味甘淡，有利水消痰、清热解毒的功效。湿热体质者若有水肿、胀满、痰多、暑热烦闷、湿疹、疖肿等均可食用，并可用于

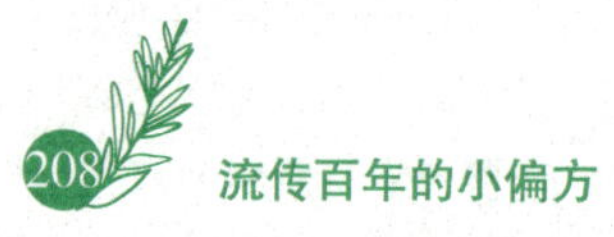

解酒。冬瓜含蛋白质、糖类、胡萝卜素、多种维生素、粗纤维和钙、磷、铁，尤其维生素C含量较多，且钾盐含量高，钠盐含量较低，妊娠浮肿患者食之，可达到消肿而不伤正气的作用。

### 用于妊娠水肿的其他偏方

1. 鲤鱼1条（约250克），去鳞及内脏，与60克赤小豆同放砂锅中用慢火炖，待鱼熟豆烂时即可食用，每日1次，连服3～5日。

2. 鲤鱼250克，去鳞和内脏，加黑木耳30克及水、油和极少量盐煮熟食用，每隔5日吃1次。

3. 冬瓜皮50克，赤小豆50克，水煎服，每日1次。

4. 鲤鱼500克，不加盐或加极少量盐煮熟食用，每日1～2次。

5. 墨鱼加冬瓜炖成汤，加入少量葱、姜、盐后服用。

6. 醋煮海带，海带100克，加醋煮烂后食用，每日2次。

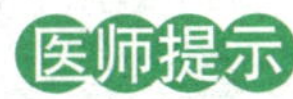


## 妊娠水肿注意事项

脾胃虚寒者服用冬瓜连皮汤，建议加入生姜丝，以免引起脾胃不适。对上述食疗方法中的食材过敏的孕妇禁止服用，如果不清楚自身体质情况，建议到当地正规医院咨询后再使用，避免因食疗不对症，影响孕妇和胎儿健康。此外，如妊娠7个月后，如果只是脚部轻度浮肿，无高血压、蛋白尿及其他不适，为妊娠期常见现象，产后自消。


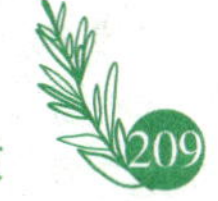

# 乳腺炎

## ——一味寻常丝瓜络，巧妙消除乳腺炎

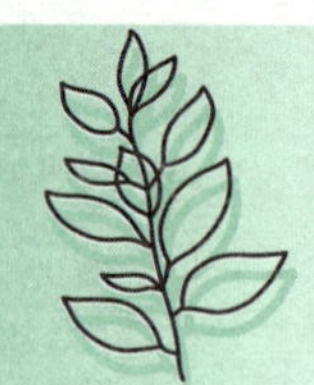

### 小偏方　丝瓜络

将丝瓜络煮水，每日当茶饮用，同时用其水煎液外洗乳房。

张女士生下孩子才3天多，自觉乳房又肿又胀，发热、发硬，疼痛难忍，乳汁流得也不顺畅了，后来干脆就没奶了。打了几天的抗生素，症状也没什么好转，全家人都急得不行。后来有人告诉她一个偏方，用丝瓜络煮水喝，同时用丝瓜络煎水外洗乳房。她照着办了，不到几天就见效了，乳汁渐通畅了，肿胀疼痛也减轻了。

乳腺炎是指乳腺的急性化脓性感染，是产褥期的常见病，是引起产后发热的原因之一，最常见于哺乳妇女，尤其是初产妇。乳腺炎的发病原因如下：

1.乳汁的淤积：乳汁淤积有利于细菌的生长繁殖。乳汁淤积的原因有：①乳头过小或内陷，妨碍哺乳，孕妇产前未能及时矫正乳头内陷，婴儿吸乳时困难。②乳汁过多，排空不完全，产妇没有及

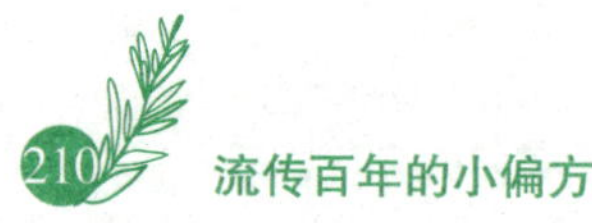

时将乳房内多余的乳汁排空。③乳管不通，例如乳管本身有炎症及外在压迫，另外胸罩脱落的纤维亦可堵塞乳管。

2.细菌的侵入：乳头内陷时婴儿吸乳困难，易造成乳头周围的破损，是细菌沿淋巴管入侵造成感染的主要途径。另外婴儿经常含乳头而睡，也可使婴儿口腔内的细菌直接侵入乳管，继而扩散至乳腺间质引起化脓性感染。

急性化脓性乳腺炎在中医属于乳痈的范畴，是以乳房红肿疼痛、乳汁排出不畅为特点，以致结脓成痈的急性化脓性病证。多发于产后哺乳的产妇，尤其是初产妇更为多见，俗称奶疮。根据发病时期的不同，又有几种不同名称：发生于哺乳期者，称外吹乳痈；发生于怀孕期者，名内吹乳痈；在非哺乳期和非怀孕期发生者，名非哺乳期乳痈。

中医认为乳痈发病机制分为3种：①肝郁气滞。乳头属足厥阴肝经，肝主疏泄，能调节乳汁的分泌。若情志内伤，肝气不舒，厥阴之气失于疏泄，使乳汁发生壅滞而结块；郁久化热，热胜肉腐则成脓。②胃热壅滞，乳房属足阳明胃经，乳汁为气血所生化，产后恣食肥甘厚味而致阳明积热，胃热壅盛，导致气血凝滞，乳络阻塞而发生痈肿。③乳汁瘀滞，乳头破损或凹陷，影响哺乳，致乳汁排出不畅，或乳汁多而婴儿不能吸空，造成余乳积存，致使乳络闭阻，乳汁瘀滞，日久败乳蓄积，化热而成痈肿。

丝瓜为葫芦科一年生攀援状草本植物，果实成熟、果皮变黄、内部干枯时采摘，除去外皮及果肉，洗净，晒干，除去种子，剩下的纤维管就是丝瓜络，可以作为药用，能通经络。丝瓜络性平，味甘，有通络、活血、祛风的作用。用于痹痛拘挛，胸胁胀痛，乳汁不通。一些边远地区的人巧妙地利用它来治疗母畜无乳、乳汁不通或泌乳不足，也有很好的疗效。

### 用于乳腺炎的其他偏方

1. 葱白捣烂外敷乳房，并绞汁服。

2. 泥鳅数条，将其背部切开，用它的皮贴到乳腺炎疼痛的部位，每日敷 2 次，1 周为 1 个疗程。

3. 取水仙之已枯萎者，悬檐下风干，捣烂外敷乳房。

4. 鲜葡萄叶 500 克，捣烂外敷乳房，每日换 1 次，可以连用 15 天。

# 产后缺乳

## ——猪蹄花生黄豆汤，疏通乳汁有奇效

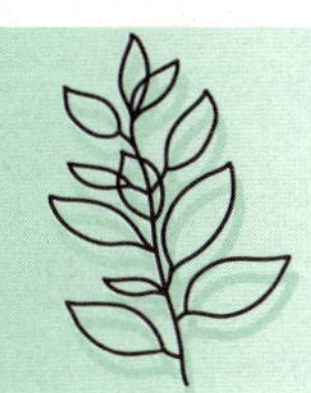

### 小偏方

猪蹄 250 克，花生米 60 克，黄豆 60 克，食盐 1 克。

将花生米、黄豆和猪蹄清洗干净。把猪蹄放入砂锅中，加入清水，用文火炖 30 分钟左右，撇去浮沫，加入花生米、黄豆，用文火煮 60 分钟，加盐调味即可。吃肉喝汤，空腹食用，早晚各 1 次。

张女士产后缺乳，每次孩子都吃不饱。她就没听过孩子大口咽奶的声音，孩子吃一会儿，歇一会儿，睡一会儿，刚放下，就又哭了，要找奶吃的样子。就是这样，反反复复，孩子既吃不饱，也睡不好，体重也不见增加，大人也休息不好，全家人都跟着着急。于是，她就给笔者打电话，请求帮助，笔者就推荐了上面这个偏方，让她试一试。过了半个月左右，她给我打来电话，非常激动地说，现在孩子已经能吃饱了，每次都能听到孩子吞咽乳汁的声音，孩子睡觉也好了，小脸也见圆了，她也能睡好些了，现在也有涨奶的感觉了。

产妇在哺乳时乳汁甚少或全无，不足够甚至不能喂养婴儿者，称为产后缺乳。缺乳的程度和情况各不相同：有的开始哺乳时缺乏，以后稍多但仍不充足；有的全无乳汁，完全不能喂乳；有的正常哺乳，突然高热或七情过极后，乳汁骤少，不足于喂养婴儿。产后缺乳的原因有：

1.过早添加配方奶或其他食品。这是造成奶水不足的主要原因之一。由于宝宝已经吃了其他食物，并不感觉饥饿，便自动减少吸奶的时间，如此一来，乳汁便会自动调节，减少分泌量。

2.喂食时间过短。有些妈妈限制哺喂的次数，或者每次喂食时间过短等，都会造成母乳分泌量的减少。事实上，哺喂母乳不必有固定的时间表，宝宝饿了就可以吃；每次哺喂的时间也应由宝宝自己来决定。有时候，宝宝的嘴离开妈妈的乳头，可能只是想休息一下、喘一口气，或是因为好奇心想要观察周围的环境等。

3.婴儿处于快速生长期。产后2～3周、6周以及3个月左右，是婴儿较为快速的生长阶段，此时，宝宝会频频要求吸奶，这可说是宝宝本能地在增加妈妈的奶水产量，若在此时添加其他食物，反而会妨碍奶水的增加。

4.产妇营养不良。妈妈平日应该多注意营养，不宜过度减轻体重，以免影响乳汁的分泌。最好多食用富含蛋白质的食物，进食适量的液体，并注意营养是否均衡。

5.人工挤乳器损坏或不会使用。有时妈妈已经恢复上班，便用挤乳器挤出母乳喂食宝宝，没想到却越挤越少；此时请先检查人工挤乳器是否损坏；另外大多数人工挤乳器并不像宝宝的嘴那般具有增加母乳产量的能力，因此，在挤奶的时候千万保持耐心慢慢来。

6.药物影响。妈妈若吃含雌激素的避孕药，或因疾病正接受某些药物治疗，有时会影响泌乳量。此时，应避免使用这些药物，在就诊时，应让医生知道你正在喂母乳。

7.母亲睡眠不足、压力过大。为人母的工作是十分耗费精神以及体力的，建议妈妈们放松心情，多找时间休息，就可以解决暂时奶水不足的现象。

中医认为，乳汁来源于脏腑、血气、冲任，《胎产心法》云："产妇冲任血旺、脾胃气旺则乳足。"薛立斋云："血者，水谷之清气也，和调五脏，洒陈六腑，在男子则化为精；在妇人上为乳汁，下为血海"，说明产妇的乳汁是否充足与脾胃、血气强健有密切关系。乳汁由气血化生，赖肝气疏泄与调节，故缺乳多因气血虚弱、肝郁气滞所致，也有因痰气壅滞导致乳汁不行者。缺乳首先需要辨清虚实。

虚者，乳汁清稀，量少，乳房松软不胀，或乳腺细小；实者，乳汁稠浓，量少，乳房胀满而痛。治疗缺乳以通乳为原则，虚者补而通之，实者疏而通之。

猪蹄含有胶原蛋白、脂肪、糖类等营养物质，味甘、咸，性平，可以补血通乳；花生含有蛋白质、维生素等营养成分，味甘性平，能益气养血、催乳增乳；大豆含有蛋白质、钙、磷、铁、维生素E、胡萝卜素等营养成分，味甘性平，能益气滋阴、润燥增乳。

### 用于产后乳汁不畅的其他偏方

1. 红豆煮汤，连汤带豆一起吃。

2. 莴苣籽30克，加水煎汤1碗，加白糖一次服下，每日2次，连服5日。

3. 花生米15克，豆浆150毫升。把花生米放入清水中浸泡，去皮，捣碎，豆浆煮沸，用豆浆冲花生；空腹饮用，早晚各1次，每次150毫升。

# 产后贫血

## ——当归生姜羊肉汤，产后贫血有良方

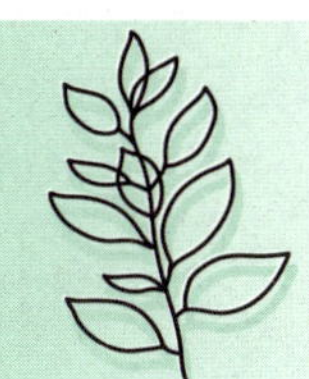

### 小偏方　当归生姜羊肉汤

当归 20 克，生姜 30 克，羊肉 500 克，黄酒、调料各适量。
将羊肉洗净、切块，加入当归、生姜、黄酒及调料，炖煮 1 ～ 2 小时，吃肉喝汤。

李女士生完孩子后就全身无力，面色黄白，乳汁也不多，还时不时就心慌、胸闷，到医院一查是产后缺铁性贫血，大夫建议服用铁剂治疗。但李女士想自己是哺乳期，担心吃药对宝宝不好，就来咨询笔者。

笔者向她解释铁剂不会对宝宝产生影响，可以照医生要求的剂量服用，而且考虑她属于产后血虚，建议同时服用上述的食疗方。1个月后，李女士的气色明显好转，身体也有力气了，心慌、胸闷的症状已经很少发生，乳汁也逐渐增多。

产后贫血的发生，和新妈妈的体质，以及分娩时出血过多有

很大的关系。新妈妈贫血严重时会影响自身恢复和不利对宝宝的哺乳，所以，新妈妈要早发现、早治疗。

产后贫血一般有两方面的原因：一是妊娠期间就有贫血症状，但未能得到及时改善，分娩时不同程度的失血使贫血程度加重；二是妊娠期间孕妇的各项血液指标都很正常，产后贫血是由于分娩时出血过多造成的。

产后贫血会使人全身乏力、食欲不振、抵抗力下降，严重时还可以引起胸闷、心慌等症状，并可能产生许多并发症，所以一旦被确诊贫血应及时治疗。

轻度产后贫血是指血红蛋白值在90克/升以上，一般可以通过饮食来加以改善，患者平时应多吃一些含铁及叶酸较多的食物，如鱼、虾、蛋以及绿叶蔬菜、谷类等；中度产后贫血是指血红蛋白值在60～90克/升，患者除了注意饮食改善外，还需根据医生建议服用一些药物，如上面说的铁制剂；严重贫血是指血红蛋白值低于60克/升，此类患者需要进行输血治疗。

中医认为，产后血虚多由于产妇素体气血虚弱，加之生产时产程过长，失血过多，气随血脱；或产时体虚受寒，寒凝血瘀，气逆于上等引起。常见证型有：①血虚气脱型产后血晕。症状表现为产后阴道出血量多，突然头晕目眩，面色苍白，心悸，四肢厥冷，汗出淋漓，渐至昏迷不省人事，舌淡无苔，脉微欲绝。治宜益气固脱，方用参附汤、大补元煎等。②血瘀气逆型产后血晕。症状表现为产后阴道出血量少，小腹疼痛拒按，心胸满闷，恶心呕吐，神昏口噤，面、唇、舌色紫暗，脉涩。治宜活血祛瘀，开闭醒神，方用黑神散等。

羊肉，是滋补之佳品，含有丰富的蛋白质、脂肪、钙、磷、铁等成分，其性温味甘，能养肝补虚，善治虚劳羸瘦、产后虚冷、腹痛、寒疝。《备急千金要方》载本品“主暖中止痛，利产妇”。当归，补血调经，活血行滞，可以增强羊肉补虚温肝之力。二者合用，使该汤既补血活血，又能止痛。生姜，性温发散，既助羊肉散寒暖胃，又可去羊肉之膻味。合而为汤，温补肝血，散寒止痛，用于产后贫血的辅助治疗十分有效。

### 用于产后贫血的其他偏方

1. 莲子粉粥：莲子研细末，每次取15克，同粳米30克煮粥，粥熟时调入适量红糖即成，每日早晚各食1次。

2. 黄芪粥：黄芪20克，加水200毫升，煎至100毫升，去渣留汁。粳米50克煮粥，熟后加入药汁和适量红糖，再稍炖煮即成，每日早晚各食1次。

3. 木耳红枣汤：黑木耳30克，浸泡30分钟后，与大枣20枚共煮汤，调入红糖适量调食，对产后贫血有辅助治疗作用。

4. 蒸花生桂圆：花生米15克，桂圆肉15克，洗净后放碗中加水蒸食，每日1剂，连用数剂，对贫血有辅助治疗作用。

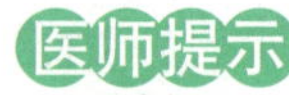

## 当归生姜羊肉汤使用注意

1.当归生姜羊肉汤是医圣张仲景用于治疗虚寒腹痛之名方。张仲景提出，如寒多者，加重生姜的用量；痛多而呕者，加陈皮、白术，可作本汤运用参考。

2.阴虚有热、湿盛中满者不宜用本汤。

3.本偏方大多数产妇都可食用，尤其是体弱的产妇。但有发热、咽喉疼痛等上火症状者则忌用。

# 产后腰痛

## ——产后腰痛不用怕，多吃牛肾威力大

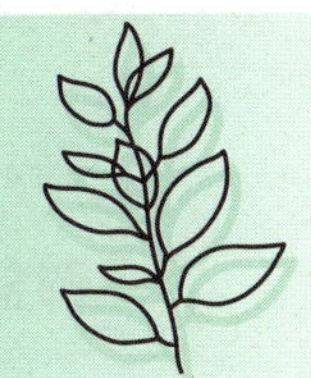

### 小偏方

牛肾 1 个，米酒 50 ～ 100 毫升。

取牛肾，去网膜，洗净切片，放入铁锅内，加米酒炒熟，趁热空腹食用，分 2 ～ 3 次吃完。每天吃牛肾 1 个，连续食用一段时间。

注意：食用牛肾期间，忌食酸辣和生凉食物，禁房事。

李女士生完孩子后得了产后腰痛症，经中西医治疗未见好转，后逐渐加重，导致行动不便。她的丈夫来向笔者咨询，笔者建议他给妻子吃酒炒牛肾（即牛腰子）。她的丈夫半信半疑，随即买回牛肾给妻子试服。当吃完第3个牛肾后，李女士多年的腰痛症竟然缓解，走路也自如了。全家人为她的身体康复而高兴，特意给笔者来信表示感谢。

妇女产褥期间出现肢体酸痛、麻木、重着者，称为“产后身痛”。产后腰痛是已生育女性中比较普遍的现象，一般由以下几方面的原因引起：生理性缺钙，劳累过度，姿势不当，产后受凉，起居不

慎，闪挫腰肾以及腰骶部先天性疾病等。分娩后内分泌系统尚未得到调整，骨盆韧带还处于松弛状态，腹部肌肉也由于分娩而变得较为松弛；加上产后照料宝宝要经常弯腰，或遇恶露排出不畅引起血瘀盆腔，都会引起腰痛。

中医认为，产妇由于分娩失血，耗伤精力，百脉空虚，易患身痛。产后腰痛的发病机理主要为气血亏虚，经脉失养或素体肾亏，胞脉失养，以及产后营卫失调，腠理不密，感受风寒湿邪，使气血运行受阻所致。具体而言如下：

1.血虚。产时失血过多，或产后气血亏损，筋脉关节失于濡养，以致肢体及关节酸痛。

2.肾虚。素体肾亏，因产伤精血俱虚，胞脉失养，以致腰脊酸痛，腿膝乏力。

3.血瘀。产后恶露不畅，瘀血留滞经络，气血运行受阻而致身痛。

4.感邪。产后气血虚弱，营卫不和，腠理不密，若因起居不慎，风寒湿三邪乘虚而入，留着经络、关节，使气血运行受阻，瘀滞而作痛。

也就是说产后腰痛的根本原因在于一个“虚”字，虚则当补，所以用了一味安全有效的牛肾。

牛肾味甘、咸，性平，归肾经，有补肾益精、强腰膝、止痹痛的功效。中医常说“吃什么补什么”，使用起来很简单，其实也体现了“医者意也”的深刻含义。米酒含有丰富的维生素、葡萄糖、氨基酸等营养成分，饮后能开胃提神，并有活气养血、滋阴补肾的功能。二者合用能起到补肾益精、强腰健骨的作用。

## 用于产后腰痛的其他偏方

1. 生姜 30 克，葱白、红糖适量。水煎服，每天 2 次，连服 3 ~ 4 天。主治外感风寒致产后身痛。

2. 葱白 100 克，紫苏叶 9 克，红糖 50 克。先用水煎前 2 味药，再冲入红糖温服，每日 1 次，连服 3 ~ 5 日。主治风寒型产后身痛，表现周身关节疼痛，屈伸不利，或痛无定处，或剧痛如刺，或肢体肿胀，重着不举，苔薄白，脉细弦。

3. 黑豆 500 克，黄酒 1000 毫升，红枣 20 克。将黑豆炒至半焦，与红枣一起浸入黄酒，半个月后去渣饮酒。每天 2 ~ 3 次，每次 20 ~ 30 毫升，连服 7 ~ 8 天。主治气血虚弱型产后身痛，表现为周身疼痛，肢体酸楚、麻木，面色萎黄，肌肤不泽，头晕心悸，气短懒言，舌淡红，脉细无力。

4. 五加皮 100 克（切碎），酒适量。浸泡 1 周后饮用。主治产后身痛。

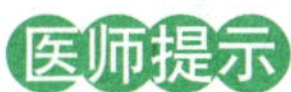


## 产后腰痛注意事项

产后腰痛患者不适宜穿带跟的鞋，有条件的可以选择负跟鞋矫正姿势；平时要注意保持正确的站立、坐卧姿势。

# 更年期综合征

## ——缓解更年综合征，酸枣仁粥来帮忙

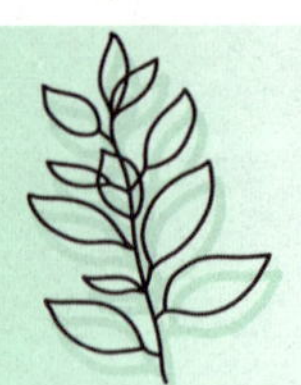

### 小偏方

酸枣仁15克，粳米60克。

将酸枣仁用水研磨，绞取汁，然后与粳米一同放入砂锅内，加水煮成粥即可。每日1剂，临睡前空腹食服。

王女士今年47岁，最近总是心烦、多梦、失眠、头晕、不思饮食和身体疲乏无力，看过一些医生，说是更年期综合征，吃了药会好些，停药又恢复原状，人日渐憔悴。笔者向她推荐了酸枣仁粥。她试了试，结果还真不错，不再爱发火了，睡眠也见好转，头脑也不那么沉了，胃口渐好，能吃一些东西了，身体也有些劲了。服用1个月后，症状明显改善，她怕再犯，就坚持吃着。

更年期是指妇女从生育期向老年期过渡的一段时期，是卵巢功能逐渐衰退的时期。一般开始于45岁左右，历时10～20年，绝经是重要标志。在此期间，因性激素分泌量减少，出现以自主神经功能失调为主的症候群，称为更年期综合征。本病在营养不良、精神情

绪不稳定及手术治疗、放射治疗使卵巢功能丧失、雌激素水平下降迅速的人群中发病率高，而且症状较严重。

更年期综合征是妇女最常见的疾病之一。中医理论认为，更年期综合征以肾虚为本，又常见肝、脾、心等功能的失调。妇女在绝经前后，肾气渐弱，冲任二脉虚衰，天癸渐竭，月经将断，生殖能力低下。在这一时期，如阴阳平衡失调，脏腑气血不相协调，则会出现一系列症状。有妇科专家认为其主要病因为天癸将绝，肾气渐衰，冲任亏虚，经血不足，肝失濡养，肝阴不足，肝阳偏盛，疏泄过度而致月经紊乱，或因劳思过度，损伤心脾而致心气虚，脾阳不振。

中国最早的一部药书《神农本草经》中记载："补中益肝，坚筋骨，助阴气，皆酸枣仁之功也。"明代李时珍《本草纲目》中记载，酸枣仁"熟用疗胆虚不得眠，烦渴虚汗之证；生用疗胆热好眠，皆足厥阴少阳药也。"酸枣仁味甘、酸，性平，归心、脾、肝、胆经，能滋养心肝，安神，敛汗。现代研究则发现，酸枣仁含多种脂肪油和蛋白质，并含甾醇、三萜类、酸枣仁皂苷、多量维生素C，有镇静、催眠、镇痛、抗惊厥作用，还有一定的降压作用，对子宫有兴奋作用，所以用于更年期综合征有疗效。

## 用于更年期综合征的其他偏方

1. 合欢花30克，粳米50克，红糖适量。将上药一同放入砂锅内。加500克清水，用文火煮至粥稠为止。每晚睡前1小时温服，功能安神解郁，活血除烦。

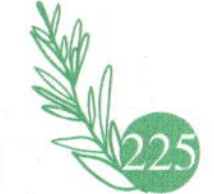

2. 干山药片30克，小麦、糯米各50克。将上药洗净，加适量水煮粥，每日2次，早晚餐温食。

医师提示

## 酸枣仁的不同制法

1.生酸枣仁：原药放入竹篓内，沉入清水缸中，使仁浮在水面，壳沉水底，将枣仁捞出，晒干。

2.炒酸枣仁：取洁净的酸枣仁，置锅内用文火炒至外皮鼓起并呈微黄色，取出，放凉。

3.焦酸枣仁：取洁净的酸枣仁，置锅内用武火炒至有五成变黑红色，取出，放凉。

治疗失眠宜用熟酸枣仁，治疗多眠宜用生酸枣仁。

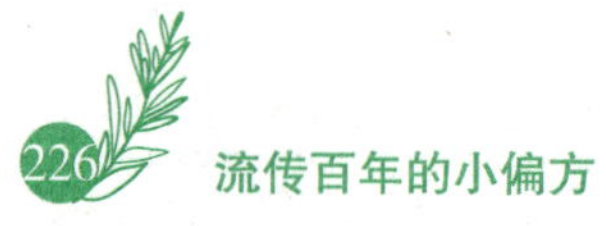

# 第六章
# 身体虚弱亚健康，偏方也能帮上忙

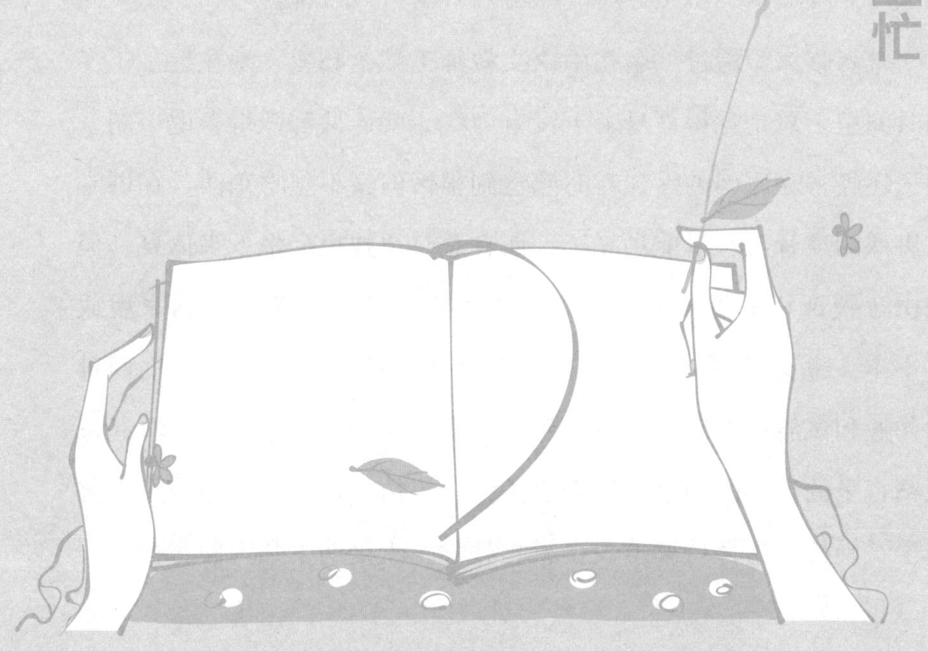

# 身体疲乏不见好，人参糯米除烦恼

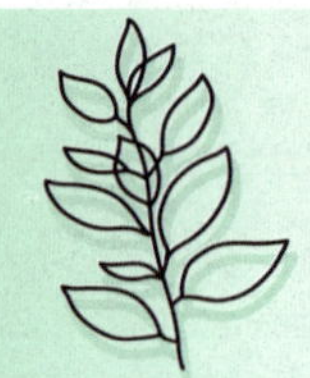

## 小偏方　人参糯米粥

人参10克，山药粉、糯米各50克，红糖适量。

将人参切成薄片，与糯米、山药共同煮粥，待粥熟时加入红糖即可。趁温服食，每天1次。

注意：高血压、发热患者不宜食用。

笔者临床诊治过一名初中语文教师王某，45岁。她在近一年半的时间里，总是觉得浑身上下没有力气，就连话都懒得多说一句，嗓子还经常无原因的疼，有时感觉到很饿但又不想吃东西。在课堂上讲课的声音没有以前洪亮了，而且总是想找机会坐下来休息，但是由于授课任务重不能马虎，又不得不坚持到下课。回到家后放下书本，立刻跑到床上休息，有时竟然只能趴在床上给学生们批改作业和试卷。同事们总是说她最近两眼无神，面色不好，看起来无精打采的，还问她家中是否出了什么事情，她都不知道该怎么解释了。她担心这样持续下去会影响教学，于是请了几天假，在家静养。但是越休息，越没有力气，越提不起精神，就连走两步都觉得累。眼看着人瘦下去了，家里人担心她得了不好的病，于是陪她去医院检查，可是身体各项指标并没有明显异常。这样的状态持续了一年多，期间去过健身房健身，但仍然不能缓解疲乏，严重影响了正常工作和生活。

其实这位教师所患的并不是多么严重的疾病，从西医角度叫做慢性疲劳综合征，以生理性、功能性病变为主。慢性疲劳综合征也称为慢性疲劳—免疫功能异常综合征，是以长期持续疲劳、休息后不能缓解、运动后加重、持续6个月或以上为主要表现的综合征。常伴有低热、头痛、咽喉痛，颈部或腋下淋巴结肿痛，全身肌肉和关节疼痛或僵硬，失眠以及多种神经、精神症状。但在各项体格检查及实验室检查中并无明显异常。

目前对于慢性疲劳综合征的发病机制有较大的争议，提出了不同的病因，其中主要有：病毒感染、免疫系统异常、神经内分泌异常、遗传、精神应激等。由于这位教师所患疾病属于功能性病变，所以去医院检查，身体各项指标没有明显异常，因此西医没有好的方法来治疗和缓解此疾病，可以通过中医进行调理。

中医理论中没有慢性疲劳综合征这个病名，而是根据症状进行分型，上述患者属于中气不足型。针对此病，没有必要服用中药，药补不如食补，笔者善于使用一个食疗偏方，叫做人参糯米粥，只要将人参、糯米和山药共同煮粥，待粥熟时加入红糖就可以食用了。这位语文教师服用了3个月左右的人参糯米粥后，症状明显减轻，工作及生活重新步入正轨。那么，这个偏方为什么会起作用呢？我们来看一下偏方中各种成分的作用。

人参能大补元气，治疗肺脾心肾气虚证，其为补肺要药，可改善短气喘促、懒言声微等肺气虚衰症状；其为补脾要药，可改善倦怠乏力、食少便溏等脾气虚衰症状；其能补益心气，可改善心悸怔忡、胸闷气短、脉虚等心气虚衰症状，并能安神益智，治疗失眠多梦，健忘；其还有补益肾气作用，不仅可用于肾不纳气的短气虚喘，还可用于肾虚阳痿。据《神农本草经》记载，人参具有“补五脏，安精神，定魂魄，止惊悸，除邪气，明目，醒神益智”的功效。现代研究发现，人参含有多种人参皂苷、挥发油、氨基酸、微量元素及有机酸、糖类、维生素等成分，具有强心、提高应激反应、提高脑力劳动、抗休克、抗疲劳、抗炎、抗过敏、抗利尿及抗肿瘤等多种作用。中气不足型患者服用人参，不但可以大补元气，还可以滋补五脏。

山药也属于补气药，而且药性温和滋润，补气的同时还能补阴，不会导致上火。山药尤其善于补益脾气，中医认为脾为后天之本，脾气充足，则中气也不会虚。中医典籍《神农本草经》记载，山药具有“补中，益气力，长肌肉”的功效。《本草纲目》也认为，山药能“益肾气，健脾胃”，因上述患者食欲不好、乏力，所以配伍山药平补脾气。

糯米是糯稻脱壳的米，是家常食用的粮食之一。在南方称为糯

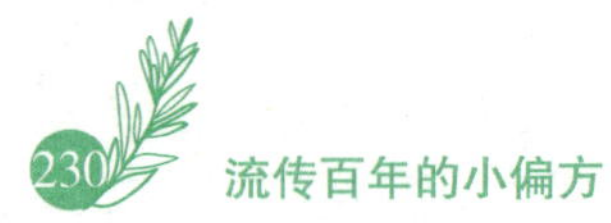

米，形细，而北方则多称为江米，形圆。糯米含有蛋白质、脂肪、糖类、钙、铁、磷、维生素$B_1$、维生素$B_2$、膳食纤维、烟酸及淀粉等，营养丰富，具有补中益气、健脾养胃、止虚汗之功效，为温补强壮食品，适合中气不足的患者食用。

红糖为甘蔗的茎经压榨取汁炼制而成的赤色结晶体，性温、味甘、入脾经，富含维生素和微量元素（铁、锌、锰、铬等），具有益气补血、健脾暖胃、缓中止痛、活血化瘀的作用。

## 用于慢性疲劳综合征的其他小偏方

取穴：鸠尾、肩井、涌泉穴。

操作：

1 指压鸠尾穴 30 次，能恢复短暂性体力消耗。

2 指压肩井穴，缓缓用力按压 10 秒钟，间隔 5 秒钟再按压 10 秒钟，反复 3 次，治疗因疲劳产生的肩部酸痛。

3 屈食指，用指间关节点按涌泉穴 10 次，能振奋精神。

主治：全身疲劳。

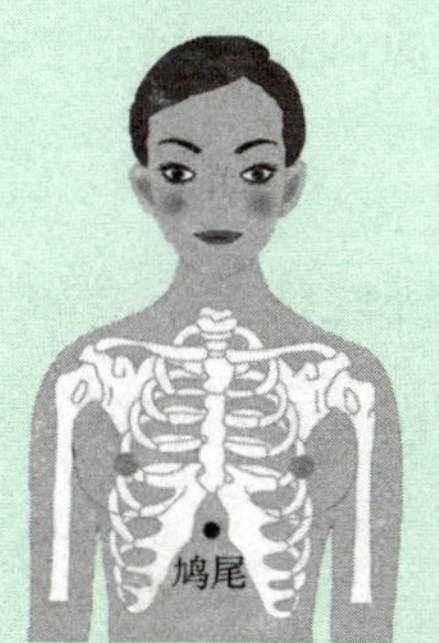

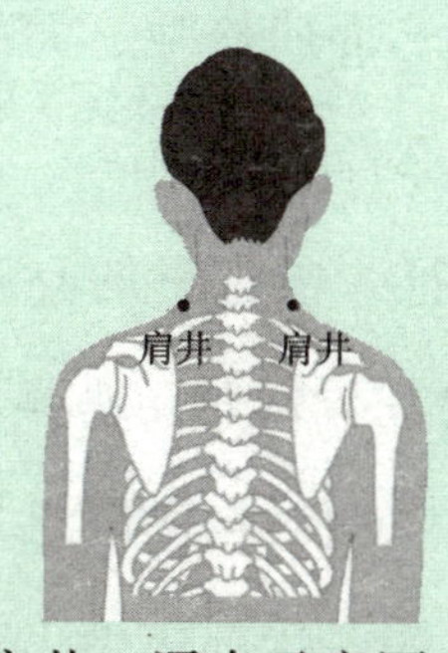

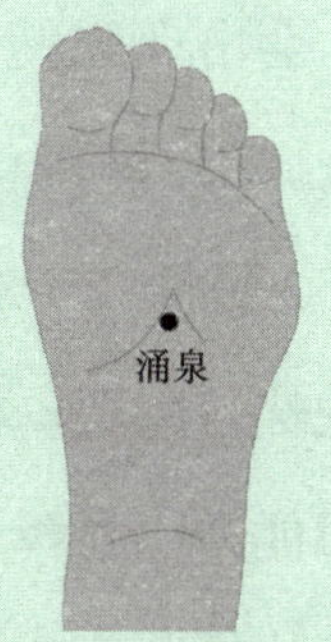


鸠尾、肩井、涌泉示意图

医师提示

## 慢性疲劳综合征的不良后果

随着生活节奏的加快、社会竞争的激烈，患慢性疲劳综合征的人不断增多，其中以科研、医生、IT、市场销售、广告、新闻、公务员、金融及出租车等行业患病率较高，严重影响了人们的工作和生活。慢性疲劳综合征的具体危害有：

1.慢性疲劳综合征危害人体的多个系统，严重影响患者的身体健康。慢性疲劳综合征患者常常同时出现多个系统的症状，如消化、循环、内分泌、神经、泌尿生殖系统等，并使身体免疫功能降低，易患疾病，又由于长期处于多系统功能低下的状态，从而使体能明显下降，出现肌力减退、四肢无力、腰膝酸软、行动迟缓等症状，影响了患者的日常生活。此外，慢性疲劳综合征患病时间较长者，会出现面色无华、面肌松弛、面部出现色斑或皱纹以及脱发等早衰症状，严重影响患者的容颜。

2.慢性疲劳综合征影响患者的心理。慢性疲劳综合征患者表现为记忆力减退、注意力不集中、理解力差以及思维迟钝，使工作、学习能力明显降低，从而对自己缺乏自信，易产生消极情绪，易出现情绪低落、心情烦躁、忧郁焦虑、紧张恐惧等症状，由于情绪不稳定，经常会因小事而发脾气，事后又会后悔，这更增加了患者的心理压力，从而加重病情。

3.慢性疲劳综合征影响患者的正常生活。慢性疲劳综合征患者由于长期处于疲劳状态，有的因不能完成平常的工作而不得不离开原来的工作岗位，有的因情绪不稳定而影响了人际关系，造成家庭不和谐或同事（同学）关系紧张。

4.慢性疲劳综合征严重者有可能“过劳死”。“过劳死”的根本原因是长期处于过度疲劳状态，不能及时缓解，精神与内分泌系统紊乱，免疫功能下降，导致积劳成疾，未老先衰，这种衰老超过一定限度，就会造成猝死。慢性疲劳综合征患者如不能及时治疗，则易导致“过劳死”。

# 常食柏子和大枣，缓解易怒脾气暴

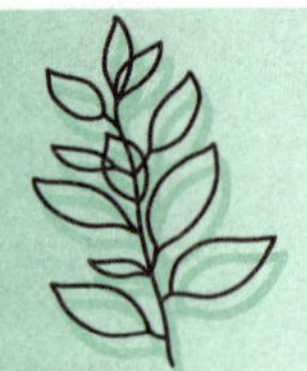

## 小偏方　柏仁大枣粥

柏子仁30克，大枣10枚，粳米100克，蜂蜜适量。

将柏子仁洗净、切碎，大枣洗净，与粳米一同放入锅中，加适量水煮成粥，粥成加蜂蜜即可。每日食用1次。本方可以养阴血，益心气，安心神。用于心烦不宁、心悸怔忡、失眠健忘，以及女性精神恍惚、悲伤欲哭、心中烦乱、睡眠不安等症。

笔者曾诊治过一位外企的销售经理韩女士，她兢兢业业，刻苦勤奋，每天至少要工作到晚上9点以后。她在销售岗位上工作9年，不仅勤劳能干，而且性格和善，与同事们相处得很是融洽，渐渐从众多销售者中脱颖而出，成为老板和下属公认能干的经理，还被誉为“企业之星”。但在6个月之前，她失去了以往的干劲，好像力不从心，每天早上不会像以前那样乐于出门工作，总想多躺一会儿，晚上也想早些回家，不想加班。差不多过了3个月，她感到自己记忆力变差，以前很容易记住的数字有些爱忘记；又感到注意力不集中，别人与自己说什么总是听得模模糊糊。到了最近一段时间，她变得爱发脾气，也变得敏感：轻轻的开门声，远远传来的猫叫声都能放大成烦心的大事，冷静下来的时候，自己都不认识自己了。由于敏感、焦躁、爱发火，家人和同事们觉得她好像变了一个人，都会敬而远之，导致她人际关系变得越来越差。工作近10年从未休过假的她第一次给自己放了假，休息了整整一个星期。就待在家里，吃了睡，睡了吃，想把失去的觉都补回来。可是，完全放松了一周后，不但没有好转，反而觉得更累、更烦躁了。后来，她到处求医，从北京到上海再到广州，从西医到中医，花费了很多积蓄。

韩女士所患的疾病很常见，是慢性疲劳综合征，以心理异常为主。慢性疲劳综合征是指一个人在极度疲劳作用下导致的一组身心障碍，心理方面的异常表现要比躯体方面的症状出现得早，自觉也较为突出。其心理方面的症状表现为心情抑郁，烦躁易怒，焦虑不安，情绪不稳定，思绪混乱，反应迟钝，记忆力下降，注意力不集中，兴趣减退或丧失，易伤感，易紧张，没有安全感，缺乏自信，犹豫不决等。体格检查无明显异常。

针对此病，完全没有必要像韩女士那样花费很多时间、精力和金钱，柏子大枣粥可称为宁心安神的一大法宝，只要坚持服用一段时间，便可缓解症状，自然而然就会好起来。其中柏子仁味甘质润，药性平和，主入心经，具有养心安神之功效，多用于心阴不足、心血亏虚以致心神失养之心悸怔忡、虚烦不眠、头晕健忘等。大枣甘温，能补脾益气，适用于脾气虚弱、消瘦、倦怠乏力、便溏

等症。粳米味甘，性平，能益脾胃，除烦渴，是大米的一种，其粥有“世间第一补”之美称。粳米的糙米比精白米更有营养，它能降低胆固醇，减少心脏病和中风的发生概率。蜂蜜为富含营养成分的补脾益气药，宜用于脾气虚弱，营养不良者。蜂蜜还有润肠通便之效，治疗肠燥便秘，可单用冲服，也可配伍使用。

当然，休息是缓解疲劳的另一法宝，在服用柏子大枣粥的同时，还应该适时休息。但是，休息不等于睡觉，过度的睡觉或无所事事，反而会降低身体的新陈代谢，造成人体活动能力进一步减退，疲劳感更强。休息的概念应该是一个大范围的表现，包括身体和心理适度的放松和调节，这才是积极正面的改善之道。

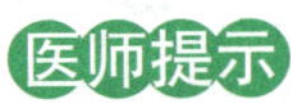


## 慢性疲劳综合征的预防

首先，应善待我们工作和学习的载体，即心和身。在一天的紧张工作之后，总要给自己一些休闲时间，不但身体，还有心理也要得到放松，如听音乐、看电视、锻炼，每天至少半个小时，每周至少有1个半天。

其次，应该正确对待学习、工作、生活、金钱、名誉与心、身健康等多方面的关系，做到善待自己和家人。

最后，有了毛病不要挺着，要尽快去做个身体检查，或者看看心理医生，及时调整心身状态。

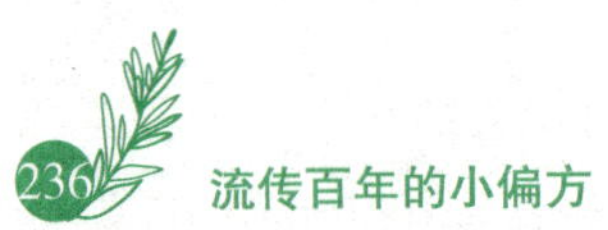

# 每天一碗长寿粥，度过无数春和秋

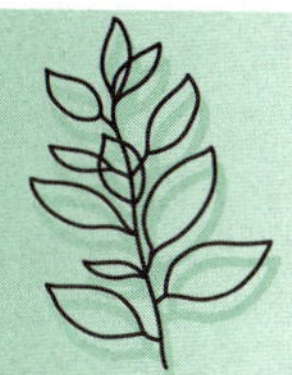

## 小偏方　长寿粥

黄芪250克，绿豆50克，薏仁50克，扁豆50克，莲子（带心）50克，大枣30克，枸杞10克。

把黄芪放到砂锅里，加适量水先泡20分钟，然后煮15分钟，把水滗出来，再加一碗水，煮开之后也滗出来，最后把这些水合在一起。把绿豆、薏仁、扁豆、莲子、大枣清洗干净，倒进砂锅，再倒进黄芪水，盖上盖，开大火，煮开之后换小火煮40分钟，把洗干净的枸杞倒进去，再煮10分钟即成。

按照上述剂量，煮出来的粥是5天的量，可一次由5个人分食；也可每天吃1碗，分5天食用。如果人数不定，煮粥材料也可按比例增减。

功效：补益五脏，强身健体。

笔者认识一位高龄老人，他精神矍铄，声音洪亮，动作灵敏，谈笑风生，每天忙个不停，但从来不会感到疲惫，让人很难想象这是一位已过耄耋之年的老人。这个人就是江苏省的国医大师朱大夫。

据了解，朱老的工作每天排得很满，每周至少要出诊3天，每天就诊的人数能达到几十人，而且大多是重症患者。除此之外，他还常常被邀请到全国乃至世界各地出席会议和讲学，经常看完门诊就去赶飞机。最让人感到诧异的是，朱老居然很少感觉到累！难道他真的有所谓的仙丹妙药不成？其实，朱老并没有什么仙丹妙药，而仅仅是一碗长寿粥。

这一碗长寿粥的来历还得从60多年前说起。那是1938年，年轻的朱老正跟随老师在上海行医，恰逢当地霍乱，每天求诊者络绎不绝，他每天都要看上百个病人。这种高强度的工作持续了很久，让他渐感体力不支，总是觉得疲惫，人也变得越来越瘦。在这种情况下，朱老和母亲一起经过多次尝试，熬制出了长寿粥。母亲每天给他做一碗，就这样连续吃了几个月以后，朱老渐渐有了精气神，身体不再感到劳累。就是这一碗长寿粥，朱老每天坚持吃，一直吃了60多年。

其实，别小看了这一碗长寿粥，从中医角度讲，心主血脉、主神明，心功能正常，则人体的气血运行正常，自然会精力充沛。苦入心，带心的莲子可以清心养心，同时绿豆也入心经，并且有清热解毒的功效。肝藏血，主筋，肝经气血充足则筋得其养，身体就会强健。而枸杞入肝经，滋补肝脏。脾主运化、升清，是人体后天之本，承担着人消化吸收的任务，脾失健运就会出现营养不良，而红枣、薏仁、扁豆都有健脾的功效。肺主气，司呼吸，主导人体的氧气供应和输送，肺气足了，人体生机自然旺盛。薏仁补肺及清热化

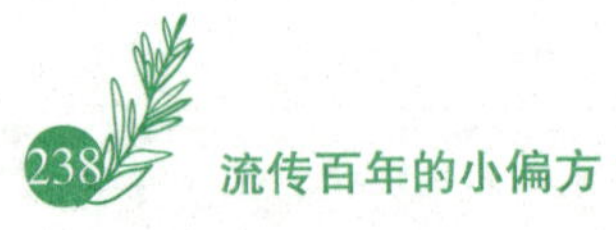

痰的功效非常好。肾藏精，主骨生髓，肾精不足则脑髓失养。而莲子、薏仁、枸杞都入肾经，对肾有补益的作用。

综上所述，上面几种食材合在一起就能够滋补调和五脏，使正气充足，精力体力旺盛，再加上大补元气的黄芪，这碗粥就堪比灵丹妙药了。难怪朱老90多岁了，还能每日诊治30多名患者，出席国内外各种会议。

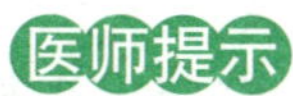


## 健康长寿十字歌诀

“想长寿吗？那就吃慢点吧。”在以长寿著称的地中海地区，人们一顿晚餐可以吃三四个小时。一般来说，每口食物咀嚼15～20次，一餐饭不少于20分钟，有助消化，避免发胖，还能缓解紧张、焦虑的情绪。北京抗衰老生命科学研究所所长、在欧洲研究抗衰老课题多年的黄博士表示，当咀嚼食物的次数增多或频率加快时，大脑的血流量也会明显增多，活化大脑皮层，从而延缓衰老。所以，不妨尝试在吃饭时用筷子来夹菜，然后放下筷子，再用勺子吃米饭。轮流使用勺子和筷子吃饭，即使想快也快不起来，以保证每口食物都能充分咀嚼。

健康长寿十字歌诀

一天早起做锻炼（呼吸新鲜空气），

二人最好来做伴（互相关心照顾），

三冬三夏需注意（高温高寒不支），

四季坚持不停闲（贵在持之以恒），

五谷杂粮要常吃（吸收各种营养），

六欲节制不可频（元气不可大伤），

七情掌握少激动（注意情绪稳定），

八方来客畅欲言（心情不要压抑），

九九重阳笑口开（高兴延年益寿），

十分如意度晚年（福禄双全美满）。

——摘自《长寿必读》

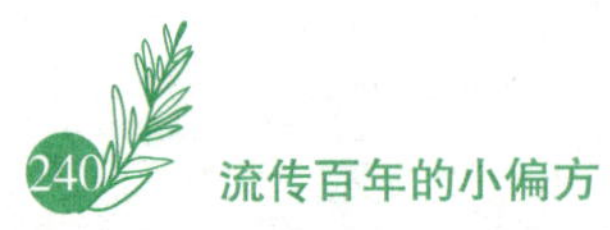

# 每天吃一点四宝，身体健康不见老

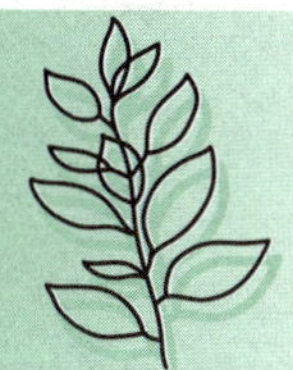

### 小偏方　四宝

红枣、花生、芝麻、核桃各适量。

可以将上述 4 种食材加上粳米一块煮粥，也可以在吃饭时分别食用。经常食用，可以增强免疫力，强身健体，延缓衰老。

“我今年已经70多岁了，10多年来一直坚持吃‘四宝’。现在不仅身体硬实、头脑清晰，而且腿脚灵活、步履敏捷。我的吃法不是多吃，而是少食。每天在早餐中煮上5个大红枣，就餐时再吃熟花生米30粒左右，熟芝麻1勺，生核桃1个。关键是天天吃，养成习惯，长期坚持，才能获得效果。”公园里散步的一位老奶奶对笔者说。

还有一位笔者曾经的患者，为某煤矿的工人张某，男，43岁。有一天收到了他的一封来信，说：“我常吃你说的‘四宝’，觉得确实可以增强身体的抵抗力，降低血压和胆固醇，还可以增强记忆

力，总之现在我的身体充满力量，很结实。”

“常吃四宝，健身抗老”是笔者在长期生活实践中亲身体验得出的结论。所谓“四宝”：一是红枣，补脾养胃、益气生津；二是花生，补中和胃、养血润肺；三是芝麻，补益精血、润燥滑肠；四是核桃，补肾固精、润肠通便。上述“四宝”对老年人生理保健大有裨益：不仅可以增强身体的抵抗力，降低血压和胆固醇，改善脑血管循环，预防和治疗心脏病，还可以增强记忆力，延缓衰老。

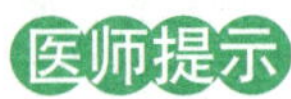


## 击掌跺脚可以治病健身

击掌加蹬腿跺脚是一项很好的健身活动，主要特点是简单易学，治病健身的效果明显。边击掌边蹬腿跺脚，手脚相结合，轻重缓急靠自己掌握，没有大动作，比较安全，不需要经过专门学习。击掌加蹬腿跺脚可带动全身运动，对满布穴位的手、脚起到强有力的按摩作用，坚持锻炼，能疏通经络，促进血液循环，增强免疫力，醒神。

# 青出于蓝胜于蓝，松子保健走在前

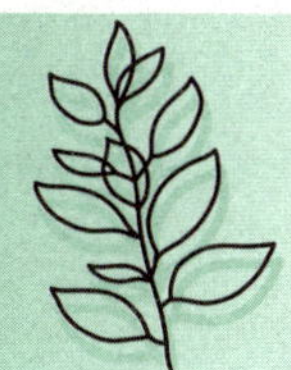

### 小偏方

松子仁30克，粳米100克，精盐少许。

1.将松子仁打破，取洁白者洗净，沥干水，研烂如膏，待用。

2.在锅中加清水适量，放入松子膏及粳米，用大火烧开后改用中小火煮至米烂汁黏时，点入少许精盐调味，即可食用。每日可食用1～2次。

此方可滋阴养液，润肺滑肠。主治肺阴不足，干咳咯血；阴虚肠燥便秘；肝血亏虚，头晕目眩。

关于松子的保健功效，有一个神奇的传说。晋代医学家葛洪在《抱扑子》中叙述了这样一个故事：上党赵瞿，患病数年，久治不愈，身体日衰，家人见其无药可治，于是将他送往山上一洞穴中。他哭泣经月，有一老者见而哀之，遂送一囊。瞿服百余日，老者再来看望他时，他已病愈，颜色丰悦，肌肤玉泽。瞿谢活命之恩，乞求其方。老人曰：此乃松子，山中很多，如你能常服松子，可以长生不死，说完老者转眼不见。瞿乃归家常服，身强体轻，气力百

倍，常登山涉险，至百余岁，牙齿不落，头发不白。

松子个头小，可保健功效却很大，自古以来就是一种良好的食品和药物。宋代时，我国食松子已非常普遍，当时，人们把它视为延年益寿的“长生果”。民间还设有机构，专门研究服食松子的方法。李时珍在《本草纲目》中曾对松子的食法进行了说明：“七月取松实，去木皮，捣为膏收之，每服鸡子大，酒调下，日三服。”

通过上述神奇传说可以看出，松子具有抗衰老和抗疲劳的双重保健作用。

1.抗衰老。松子含有丰富的维生素E，是一种很强的抗氧化剂，能够抑制细胞内和细胞膜上的脂质过氧化作用，保护细胞免受自由基的损害，从而保护细胞的完整性，使细胞内许多重要的酶保持正常功能。许多动物实验也表明，适量限制实验动物热量的摄入，增加维生素E的供给，细胞内脂褐质的堆积明显减少，寿命也明显延长。

2.抗疲劳。松子中含有大量的矿物质，如钙、铁、磷、钾等，这些都是身体需要的营养成分，可以强壮筋骨、缓解疲劳，所以是学生和脑力劳动者的健脑佳品，对老年痴呆也有很好的预防作用。许多现代人的工作都是以电脑为主，长期坐在电脑桌前，不但让运动量大大减少，还非常容易感觉疲劳。因此上班族应该在办公桌上放一些松子等坚果类食物，适量食用，达到缓解疲劳的功效。

松子属于松科植物红松的种子，主要产于我国长白山地区，大、小兴安岭及俄罗斯的西伯利亚地区。现代科学研究发现，松子中含有100多种对人体有益的成分。松子含有丰富的磷脂（含量高达

0.7%～0.9%）、20多种氨基酸（包含人体必需的8种氨基酸）、维生素E、植物蛋白，并含有多种人体所必需的微量元素（约15种）及矿物质等。这些成分在对激活酶的活性、促进蛋白质合成、抗衰老、抗缺氧、抗辐射、增强体力、提高耐力、缓解疲劳、增加人体免疫功能等方面，都有很好的作用。松子中的磷能保护大脑和神经，铁能防止缺铁性贫血等。

传统医学认为，松子性温，味甘，无毒。入肝、肺、大肠经，有滋阴、润燥、养颜、息风、补气、充饥、泽肤、润肺、止咳、润肠、通便等功效。适用于病后体虚、羸瘦少气，燥咳有痰，皮肤干燥，头晕眼花，口渴便秘，盗汗，心悸等症。对老年慢性支气管炎、支气管哮喘、便秘、风湿性关节炎、神经衰弱、头晕眼花等病，也有辅助治疗作用。

### 松子保健的其他小偏方

1.炒熟后早晚当零食吃，每次20粒，常吃可强身健体。

2.民间常用松子仁、核桃仁各30克，共捣成膏状，加蜂蜜15克蒸熟，每日服3次，每次6克，饭后米汤送下，用于治疗肺燥咳嗽。

3.用松子仁、麻子仁、柏子仁各等份，研泥，用白蜜和丸如梧桐子大小，每服50丸，黄芪汤送下；或松子仁15克，大麻仁12克，瓜蒌仁15克，炒松壳10克，水煎服，每日1剂，治疗大便秘结。

4.松子仁膏，取松子仁500克，去除杂质，捣碎、研细呈膏状，盛于瓶内。温酒送下，每次15克，每日3次。此膏滋润五脏、祛风通络，健康人经常食用，可以强壮身体，抗老防衰，延年益寿。



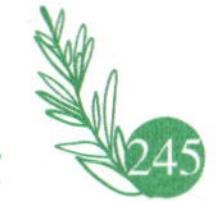

医师提示

## 松子的使用宜忌

松子适宜中老年、体质虚弱、大便干结以及慢性支气管炎久咳无痰的人群食用；也适宜心脑血管疾病的人群食用。注意，咳嗽痰多、腹泻者忌用松子。因松子含油脂丰富，所以胆功能严重不良者也应慎食。

# 经常艾灸足三里，常见疾病远离你

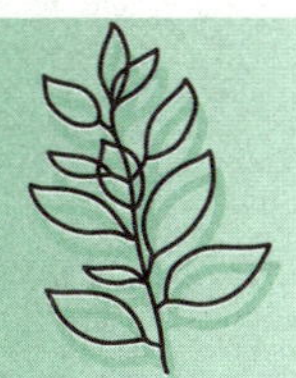

## 小偏方　艾灸足三里

1.仰卧伸直下肢，或正坐屈膝，在小腿前外侧，当犊鼻穴下3寸，距胫骨前缘一横指取足三里穴。
2.将艾条点燃后，放于足三里正上方，高度以感觉局部温热而不烫为合适，每次艾灸15分钟，每日1次。
功效：保健，提高免疫力，长寿。

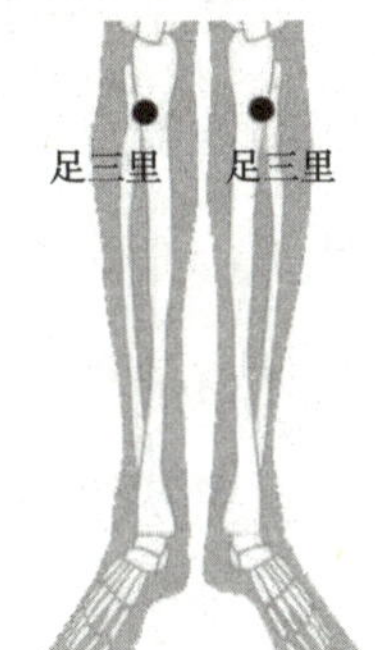


足三里示意图

著名中医学家谢老年轻的时候，只要稍稍劳累或者受凉，就会流鼻涕、喉咙痒、咳嗽痰多、头晕、乏力，这样的症状通常持续1个月左右，服用中药虽然能够痊愈，但是去不了根，时不时的会犯一次。作为中医专家的他知道，艾灸足三里是增强体质的好方法，于是开始在自己身上实践，一来可以治好自己的毛病，二来可以让病人信服。经过30余年的坚持，谢老已经很少体验到感冒的滋味了，有的时候累

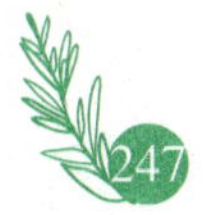

着了或者着凉了，自己艾灸一下足三里或者休息一夜就会没事了。自从施灸以后，谢老明显感觉到食欲渐好，消化力强，睡眠深沉，精力旺盛。他在给患者看病的时候也多采用此方法，尤其对患有免疫力疾病的患者疗效显著。后来由于口口相传，想提高自己免疫力的患者越来越多，会自己调整、自己艾灸的患者更是越来越多。

人体患病的原因是阴阳失调，正气不足，外邪乘虚而入，内部致病因素滞于一处或多处，阻塞经络，气血运行不畅，或与之搏结而致病。中医认为，“正气存内，邪不可干”，就是说人体正气增强，即抗病能力增强，外邪自然不得侵入，气血运行通畅，内病不生，自然达到健康长寿、祛病延年的目的。我们在生活中可通过多种方法来增强人体抵抗力，艾灸就是其中一种。艾灸疗法具有调整阴阳、扶正祛邪、疏通经络、行气活血的作用，通过平时的艾灸可以达到未病先防、保持健康的目的。采用艾灸足三里来强身健体，正是有效的方法用在了正确的地方。

民间俗语说“长灸足三里，胜吃老母鸡”，非常通俗的大白话，却是很实用的养生之道。与我们一水之隔的日本，长寿的人很多，除了其健康的饮食习惯，还因为日本人非常信服“若想身体安，三里常不干”的长寿秘诀。这里所说的“三里”，指的正是足三里，“常不干”，是指经常艾灸足三里，而且是发泡灸（即局部起水泡）。很神奇是不是?

足三里是人体最重要的保健穴位之一，古人称之为“长寿穴”。足三里又名下陵，是胃经的合穴，之所以称它足三里，一是

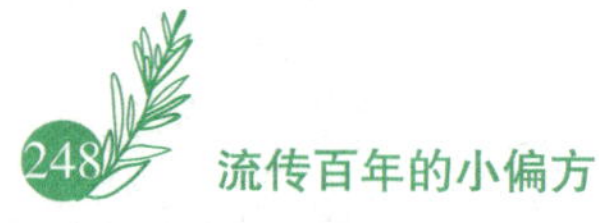

因为此穴位于膝下3寸；二是因为此穴可以治疗腹部上、中、下三部诸症。有关足三里的经络理论已被大量现代科学研究所证实，足三里穴对大脑皮层功能有调节作用，对心血管功能、胃肠蠕动功能、内分泌系统以及免疫系统均有良性的促进作用。中医经络学认为，足阳明胃经是多气多血之脉，循行从足到头，纵贯全身，主要分布在头面、胸腹及下肢外侧的前缘。所以足三里穴除了可以调节消化系统的功能外，还可以治疗胃经循行所经过部位的病变以及多重全身性疾病，如高血压、心脏病、胃肠病、糖尿病等。

足三里用于防病保健，增强机体抗病能力，早已为历代医家所认同。在五行学说中，胃属土，胃经上的足三里是土经中的土穴，尤善健脾和胃。凡胃肠道疾病，不论虚实寒热之证，都可艾灸足三里调治。中医认为，脾胃为后天之本，气血生化之源，五脏六腑赖之充养。所以，调补脾胃重穴足三里可以补益气血，扶正培元，达到保健防病、强身健体的目的。

艾灸调整人体的功能具有整体性。通过温热刺激足三里，促进气血运行，起到散寒驱邪、止痛、化瘀消肿的作用，并能健脾补胃，增强正气的抗邪抗病能力，提高身体的免疫功能，从而发挥防病强身、延年益寿的作用。

上面提到日本人推崇在足三里艾灸灸出水泡，其实这叫“瘢痕灸”，中医典籍也有记载，这种方法可以强身健体，祛病延年，从而达到保健养生的目的。但此方法较为痛苦，其实只要经常普通艾灸或按压足三里穴，一样具有效果。

## 用于保健的其他穴位

除了足三里以外，涌泉、三阴交、神阙也是常用的保健、长寿穴。

1. 涌泉。涌泉穴是足少阴肾经的第 1 个穴位，位于人体最下部足掌心处。艾灸涌泉穴可以排出体内的湿毒浊气，疏通足少阴肾经之经气，肾气旺盛，人体精力充沛，则齿固发乌，耳聪目明。

2. 三阴交。三阴交位于小腿内侧踝骨正上方 3 寸处，为肝、肾、脾三条阴经之交会穴。肝藏血，脾统血，肾藏精，精血同源。肾为先天之本，脾为后天之本，先天之精依赖于后天滋养，后天之精依赖于先天的促动。经常艾灸三阴交穴可调理肝、脾、肾三阴经之气血，使先天之精旺盛，后天气血充足，从而保持人体健康长寿。

3. 神阙。神阙，即肚脐，是人体保健及治病的重要穴位之一。肚脐是人体神气出入之门户，归属于任脉，为精气之海，五脏六腑之本。经常艾灸神阙穴可以达到健脾强肾、回阳救逆、和胃理气、行气利水、散结止痛、活血调经的作用。

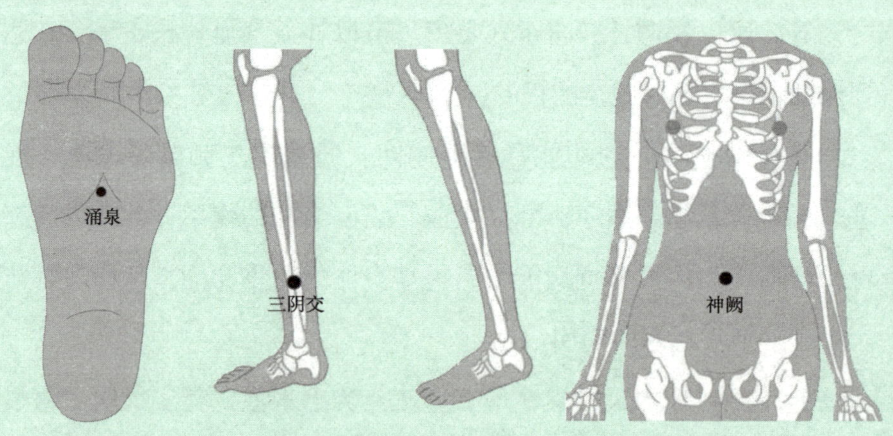


涌泉、三阴交、神阙示意图

# 左右大脑易疲乏，小小动作帮你消

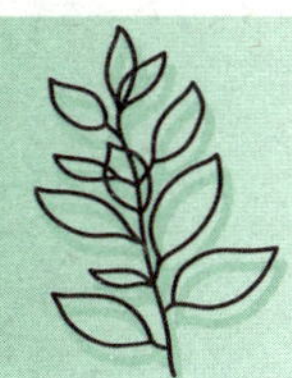

## 小偏方　解乏小动作

**小动作1：** 梳梳头好轻松（轻轻地梳头是脑部保健的好方法）

做法：凭借梳子在头皮上来回轻刮，每天3次，早、中、晚各一次，每次3～5分钟。

功效：刺激头皮的神经末梢，促进血液循环。

**小动作2：** 闭闭目养养神（大脑用得多，眼睛就会困倦）

做法：闭目5秒钟，再睁开，凝望于鼻尖上,反复几次。

功效：减轻大脑、精神过度集中的压力。

**小动作3：** 散散步松筋骨（伏案工作久了，需要走动，舒服一下绷紧的筋骨和双足）

做法：工作、学习1小时左右的时候到户外走走。

功效：促进全身血液循环，提神醒脑。

**小动作4：** 深呼吸小休憩

做法：散步时，最好做些深呼吸，每进行10次休息一会儿。

功效：驱散大脑疲劳带来的烦躁和激动。

**小动作5：** 搓搓手抖一抖

做法：工作、学习1小时左右的时候，搓搓手，先慢后快，搓到暖热。

功效：加速血液循环，缓解大脑疲劳。

笔者朋友家孩子大学毕业，准备考研究生。他用了3个月的时间准备了所有的内容，因为是学外语的，需要大量的记忆和广泛的阅读。可是考完之后就晕了，脑子昏昏沉沉的待了一周，本来以为休息过了就好了，可是过了两个多月，只要是学习时间久了或者想一些比较难的东西就会感到头痛。朋友给他买了银杏健忆胶囊，感觉不怎么管用。他还经常自我调侃说：本来挺聪明的，因为考研变笨了就得不偿失了。后来经多方打听、询问，才知道了以上几套小动作，他坚持在学习工作一会儿就锻炼一下，效果不错。

这个孩子的症状属于脑力易疲乏型神经衰弱，如果看书学习稍久，那么就会感觉头胀、头昏，昏昏沉沉，注意力不能集中，记忆力减退。工作一段时间后，做几个小动作，可以促进血液循环，加速新陈代谢，就像给体内输入较多氧气，有利于集中注意力。

神经衰弱是指大脑由于长期的情绪紧张和精神压力，从而产生精神活动能力的减弱，其主要特征是精神易兴奋和脑力易疲劳、睡眠障碍、记忆力减退、头痛等，伴有各种躯体不适等症状，病程迁延，症状时轻时重，病情波动常与社会心理因素有关。上述几组小动作看似简单，但坚持做会对神经衰弱有一定程度的改善，大家不妨一试。

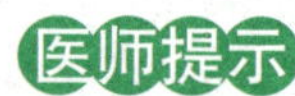


## 神经衰弱的认识误区

有的人患有神经衰弱，当出现头脑昏沉的时候，都会采取一些

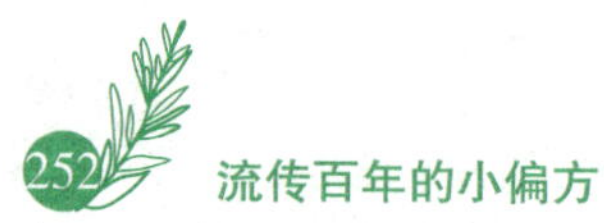

方法来提神。但有些提神方法对身体有损害，使用后会得不偿失。

1.用烟酒来提神。

烟酒可以提神，这是不容否认的，主要的机制是通过烟酒中某些化学物质刺激大脑皮层，从而使大脑保持兴奋。偶尔为之还可以，但长期作为消除烦恼、缓解疲劳的途径就不对了。长期抽烟饮酒除了给身体带来极大的危害外，还可以使人的免疫力下降，精力分散，反而更容易出现疲劳。

2.只要多睡精神自然好。

春天提不起精神并不是睡得少，而是由于不能适应气候的转变造成的。人的睡眠时间相对有一个科学的范畴，成年人的睡眠时间是每天8～10个小时。如果睡眠时间过长，就会使大脑皮层处于抑制状态，似乎怎么也睡不醒，反而头脑昏沉。最好的提议是每天早起锻炼，春天的气温适宜，适合早起，并且锻炼可以驱赶身体的一部分惰性，使免疫力得到提高、精神焕发。

3.可乐、咖啡、饮料提神更有效。

可乐、咖啡等饮料中由于含有化学成分咖啡因，可以提神醒脑，使人保持兴奋，可对于不同的人来说，可乐、咖啡、饮料产生的效果也不同。对于需要集中注意力的人来说，可以起到提神的效果；对于工作比较复杂的人来说，开始可能感到兴奋，一段时间后则备感疲劳。另外女性常喝可乐还会导致骨质疏松以及心脏、肝脏等方面的疾病，应引起注意，所以不能把喝可乐、咖啡等饮料作为常用的提神方法。

# 痰湿肥胖不用愁，西瓜皮玉米须来解忧

## 小偏方　祛湿减肥膏

香蕉500克，西瓜皮500克，玉米须50克，山楂25克，白糖50克。

1.将香蕉去皮，切成厚片，放入蒸笼蒸30分钟。

2.西瓜皮洗干净后切成小块，与玉米须、山楂加水煎煮20分钟，取汁100毫升，再煮一次，两次共收取汁200毫升。

3.用纱布过滤，将滤汁放入锅中，入白糖收汁，浇入香蕉中即可。

功效：消脂、祛湿减肥。

笔者临床曾诊治过一名15岁的女孩，身高155厘米，腰围近4尺，体重190斤，腹部的肉肥满松软。她感觉自己肢体困重，大便稀溏，面部皮肤油脂较多，多汗，胸闷，痰多，口黏腻或甜，平时爱吃甜食和冰淇淋。因在上高中，不敢吃减肥药。自己想办法少吃饭、多运动，也很难减掉体重。由于身体肥胖，同学们经常开她玩笑“胖不是你的错，出来吓人就是你的不对了”，让她很伤自尊，经常感觉在同学和老师面前抬不起头来，课间坐在座位上不敢到处走动，体育课有些简单的动作都很难完成，只是悄悄躲在角落里，

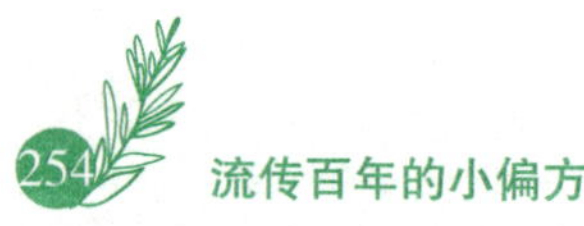

走在路上也害怕别人异样的目光，逐渐变得郁郁寡欢。

根据女孩的症状，笔者辨证属痰湿肥胖。痰湿体质中的“痰”并非只指一般概念中的痰，而是指人体津液的异常积聚，是病理性产物；“湿”分为内湿和外湿，外湿指空气潮湿、环境潮湿，如淋雨、居处潮湿等，外在湿气会侵犯人体而致病；内湿主要由于消化系统气机运作失宜，加之过量食用油甘厚味、辛辣刺激食物，或饮酒、饮生冷饮料而致。如果身体水液的运行、转化失调，体内津液聚积而形成内湿，水湿停留在体内的某个部位，久则凝聚成痰，这个痰就是会使人生病的坏东西。因为痰是水湿运行不畅所引起的，所以常叫做“痰湿”。如果形体肥胖，肌肉松弛，嗜食肥甘，神倦身重，懒动，嗜睡，口中黏腻，或大便稀，脉滑，舌体胖，苔滑腻，基本上都是痰湿体质，多见于肥胖人群，或素瘦今肥的人群。

中医学对本病的成因早有论述，《素问·奇病论》中说：“此人必数食甘美而肥也。”《脾胃论》亦载：“脾胃俱旺，则能食而肥……或食少而肥，虽肥而四肢不举，盖脾实而邪气盛也。”历代医家多有“肥人多痰多湿”的学术见解。由此可见，本病之因，多由饮食失调，或长期食欲亢进，或偏食膏粱厚味、甘美甜腻食品，脾失健运，助湿生痰，痰湿壅塞于组织及皮下，反致气机运行不畅，渐成肥胖之躯。也有真元之气不足，不能正常输布水谷之精微，变生脂肪，痰湿蓄积于肌肤之中，而成为肥胖之疾患。

于是笔者给她开了一剂既简单又实用的偏方——祛湿减肥膏，

其中香蕉性凉、味甘，具有养阴润燥、生津止渴的功效，可以缓解患者的口中黏腻；西瓜皮性凉、味甘，具有清暑解热、止渴、利小便的功效，用于暑热烦渴、小便短少、水肿、口舌生疮等症；玉米须性味甘平，具有利水消肿、利湿退黄的功效，有助于去掉体内的湿邪，利于减肥；山楂性微温，味甘、酸，具有消积、行瘀、化滞的功效。服用一段时间后，女孩儿果然瘦了下来，并且充满了自信，开朗了许多。

### 用于痰湿型肥胖的其他偏方

1. 白茯苓粥：白茯苓粉 15 克，粳米 100 克，胡椒粉、盐各少许。粳米淘净，与茯苓粉一起放入锅中，加水适量，用武火烧沸。转用文火炖至糜烂，再加盐、胡椒粉搅匀即成。每日 2 次，早晚餐用。

2. 虾马童子鸡：虾仁 20 克，海马 10 克，童子鸡 1 只。将虾仁与海马用温水洗净，泡 10 分钟，然后撒在已洗干净的童子鸡上，加少许葱与姜，上锅蒸至熟烂，可以吃肉饮汤。

# 反复感冒抵抗力低，蜂蜜柠檬汁来帮助你

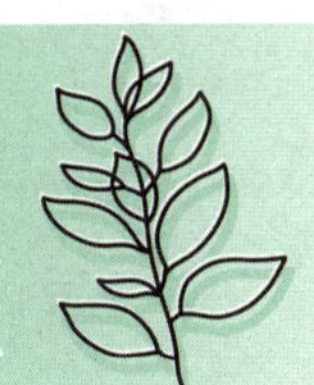

## 小偏方 蜂蜜柠檬汁

蜂蜜、柠檬各适量。

1. 柠檬洗净，切片，连皮一起放到榨汁机里榨汁待用。
2. 倒一点到杯子里，加入温开水，再加入一小勺蜂蜜，即可饮用。

功效：提高抵抗力，减少感冒发作机会。

笔者一位朋友的女儿今年16岁，体质比较差，经常感冒，严重时差不多1个月感冒一次，非常影响学习，朋友为此非常苦恼。后来笔者建议喝蜂蜜柠檬汁，以提高身体的体抗力。开始的时候朋友半信半疑，心想试试也无妨，反正都是一些天然的东西。一次，朋友的女儿又感冒了，朋友带她看了中医，开了一些中药回来。喝药的间隙，她给女儿每天喝一杯蜂蜜柠檬汁。这回也不知是否凑巧，朋友女儿的感冒只看了一次大夫就好了，而在以前往往是要复诊一次的。有了这一次的经历，这位朋友是完全相信了蜂蜜柠檬汁的功效。第二次，她女儿可能是着凉了，狂打喷嚏，她想糟了，这可是

感冒的前兆，便连忙每天早、午、晚分3次给她喝蜂蜜柠檬汁。3天后，她女儿喷嚏不打了，感冒的所有征兆都没有出来，感冒神奇地好了，从此她对这个偏方深信不疑。到目前为止她用这一偏方已经半年，女儿的抵抗力真的有所提高，一直都没再感冒、看病，这在以前可是从来没有过的。

感冒人人都得过，引起感冒的原因主要有两方面：一方面是病原体。感冒分为细菌性感冒和病毒性感冒，以病毒性为多见，约占原发性感染的90%以上。病毒感染人体后，上呼吸道黏膜失去抵抗力，细菌可趁机而入，并发较严重的细菌感染。另一方面是身体抵抗力差。感冒病毒和细菌的侵入，与身体抵抗力密切相关，抵抗力强的人，即使是在流感高发期，病原体也不易侵入；而体质弱，营养不良，缺乏锻炼的人往往是易感人群。对于感冒反复发作，对症求药只是权衡之计，应该从根本入手，宜以益气补肺、和胃健脾、固表强身、增强免疫力等为治疗原则。

蜂蜜柠檬汁中，蜂蜜味甘、性平，具有调补脾胃、缓急止痛、润肺止咳、润肠通便、润肤生肌、解毒的功效，主治脘腹虚痛，肺燥咳嗽，肠燥便秘，目赤，口疮，溃疡不敛，风疹瘙痒，水火烫伤，手足皲裂等。蜂蜜中含有多种酶和矿物质，发生协同作用后，可以提高人体免疫力。实验研究证明，用蜂蜜饲喂小鼠，可以提高小鼠的免疫功能。国外常用蜂蜜治疗感冒、咽喉炎，方法是用1杯水加2匙蜂蜜和1/4匙鲜柠檬汁，每天服用3～4杯。

柠檬味酸、甘，性平，具有化痰止咳、生津健胃的功效，可用

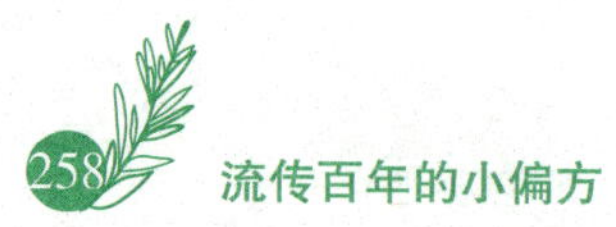

于支气管炎、百日咳、食欲不振、维生素C缺乏症、中暑烦渴等。柠檬是世界上最有药用价值的水果之一，它富含维生素C、糖类、钙、磷、铁、维生素$B_1$、维生素$B_2$、烟酸、奎宁酸、柠檬酸、苹果酸、橙皮苷、柚皮苷、高量钾元素和低量钠元素等，对人体十分有益。维生素C能维持人体各种组织和细胞间质的生成，并保持它们正常的生理功能。人体内的各项功能，都需要维生素C来维护。当维生素C缺乏，细胞之间的间质——胶状物也就跟着变少。这样，细胞组织就会变脆，失去抵抗外邪的能力，人体就容易出现坏血症。柠檬还有更多用途，如预防感冒、清热解毒、刺激身体造血功能等。

当然，除了蜂蜜柠檬汁以外，经常锻炼身体，多吃水果蔬菜，补充维生素；感冒高发季节消毒室内空气；儿童、老人以及抵抗力低的人避免到人多的公共场合，对于减少感冒的发作机会也是必不可少的。

# 预防感冒有妙招，动动双手百病消

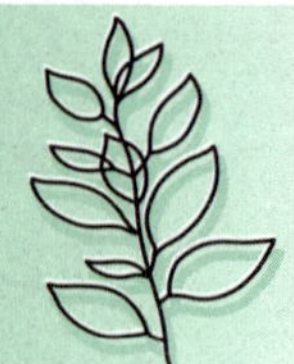

## 小偏方 1　擦脸

动作：五指并拢，中指贴鼻翼两侧，向上至前额、发际，双手掌心沿发际向外向下，至下颌还原至鼻翼两侧。做8次后还原成预备姿势，每次做2～4组。

功效：该动作可以提高面部皮肤温度，改善头面部血液循环，能预防感冒，还能缓解鼻塞及头部不适。

注意：擦脸前要先用热水洗手，使双手温热后再做；摩擦时力度要适宜，不宜过重；脸部有感染或皮肤病者不宜擦脸。

## 小偏方 2　揉颈

动作：五指并拢紧贴颈部两侧，沿颈部向后再向前搓擦。做 8 次后还原成预备姿势，每次做 2 ～ 4 组。

功效：颈部往往是暴露的体表部位，多为空调直吹的部位，用手搓擦可促进局部血液循环，使外邪不易侵入，增强身体抗病能力。

注意：搓擦时手掌尽量与搓擦部位紧贴，以有热感为宜。

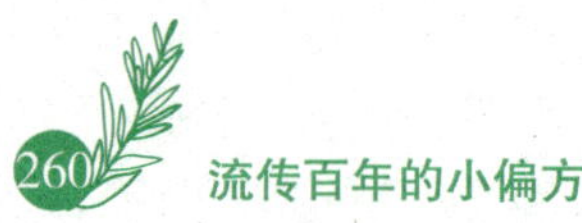

## 小偏方 3　按迎香、风池穴

具体用法：

动作：按摩迎香、风池。

功效：迎香穴在鼻翼外缘中点处，当鼻唇沟中，按压迎香可用于治疗鼻塞、流涕、喘息等症；风池穴在项部，当枕骨之下，头额后面大筋的两旁与耳垂平行处，掌擦或揉按风池可治疗感冒、气管炎等病。

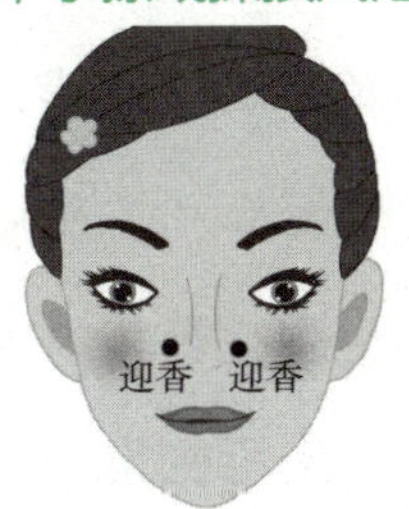

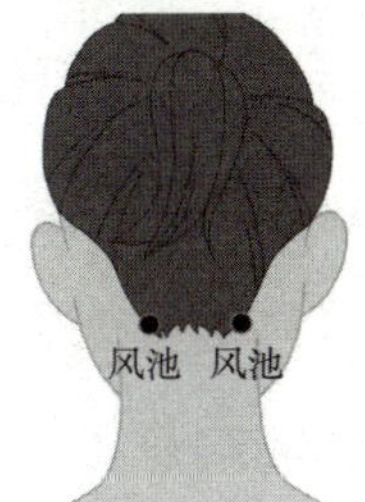


迎香、风池示意图

笔者临床经常能遇到感冒的患者，尤其在冬天，感冒的人特别多，他们都会咨询相同的问题："我一到冬天就很容易感冒，有没有什么预防的好方法，不吃药的那种。"

感冒后不但身体难受，而且会耽误工作。尤其是在许多写字楼里，空气往往流通性差，空调温度又低，易造成细菌滋生。长期在这样的环境下工作，很容易患上感冒。一旦感冒，肯定会对工作效率有所影响。笔者印象比较深的一位患者，很容易着凉，一着凉就流鼻涕，特别是每天早上起来比较严重，之后还使劲打喷嚏，一次最少打四五个，特别难受。感冒还有个症状就是头晕得厉害，有一位患者，本来一感冒就会有点儿头脑不清醒，再吃点药，晕晕乎乎以为是正常现象，可是已经感冒一周了，人觉得越来越晕，但单位需要处理的事情比较多，脑子不清楚可不行，所以这位患者非常苦恼。

可见，感冒虽然是个小病，但是一旦得了还真够折磨人，预防感冒势在必行。上述动动双手的小方法可以有效预防感冒，白领可以用，老人可以用，小孩子也可以用。按摩面部和颈部可以加快血液循环，增强机体抗病能力，预防感冒。按揉迎香和风池，可以预防闭塞、流鼻涕和喘息等。笔者将上述简便易行的小偏方告诉了很多爱患感冒的患者，反响很好。

### 预防感冒的其他妙招

1. 常漱口。每天用清水漱口，可以减低患上感冒的危险。有人做过一项研究，那些用清水漱口的人比没有做这件事的人约少30%的概率患上感冒。这项研究表明，简单地通过漱口就能有效地预防上呼吸道感染。

2. 冥想一个词。每天找个时间，在一个安静、昏暗的房间里坐下来，同时闭上双眼，集中注意力想着一个词。这叫做冥想，是一种有效的减压方法。研究发现，压力会使人使抵抗感冒的能力降低。当人有情绪压力的时候，免疫系统会被削弱，患上感冒的机会是冷静时的2倍。

3. 用盐水冲洗鼻腔。用盐水冲洗鼻腔可将鼻腔中的病毒洗出，而且无不良反应。平时早晚用盐水洗鼻可以降低感冒发生的概率，是不错的预防感冒的方法。

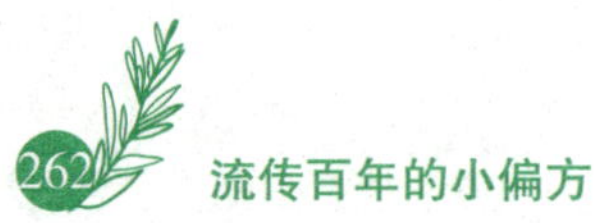